Dr. Jörg Zittlau

Heilmittel der Natur

Johanniskraut

Depressionen, Schlafstörungen und Nervosität vorbeugen.
Mit Rezepturen zur Stärkung von Herz und Kreislauf

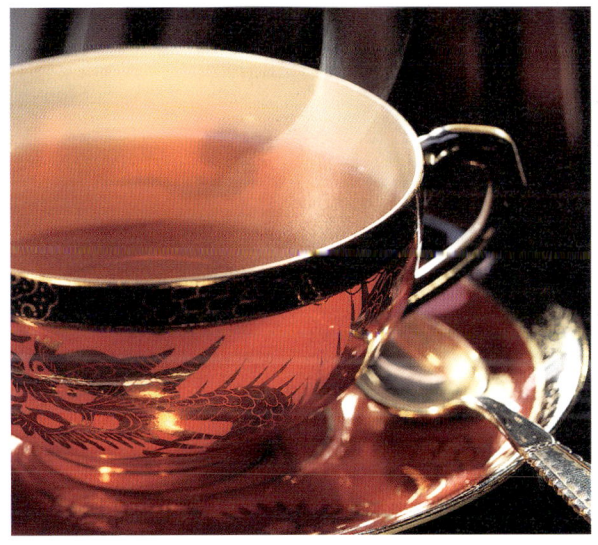

Südwest

Inhalt

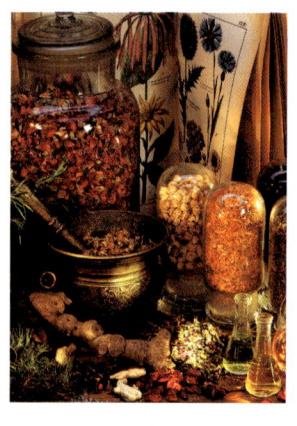

Johanniskraut ist mit Baldrian, Fenchel, Rosmarin oder anderen Kräuterauszügen gut kombinierbar.

Johanniskraut & Co. – Heilrezepturen

Goldgelb mit viel Sonnen-energie gegen Depressionen.

Beschwerden mit Johanniskraut lindern

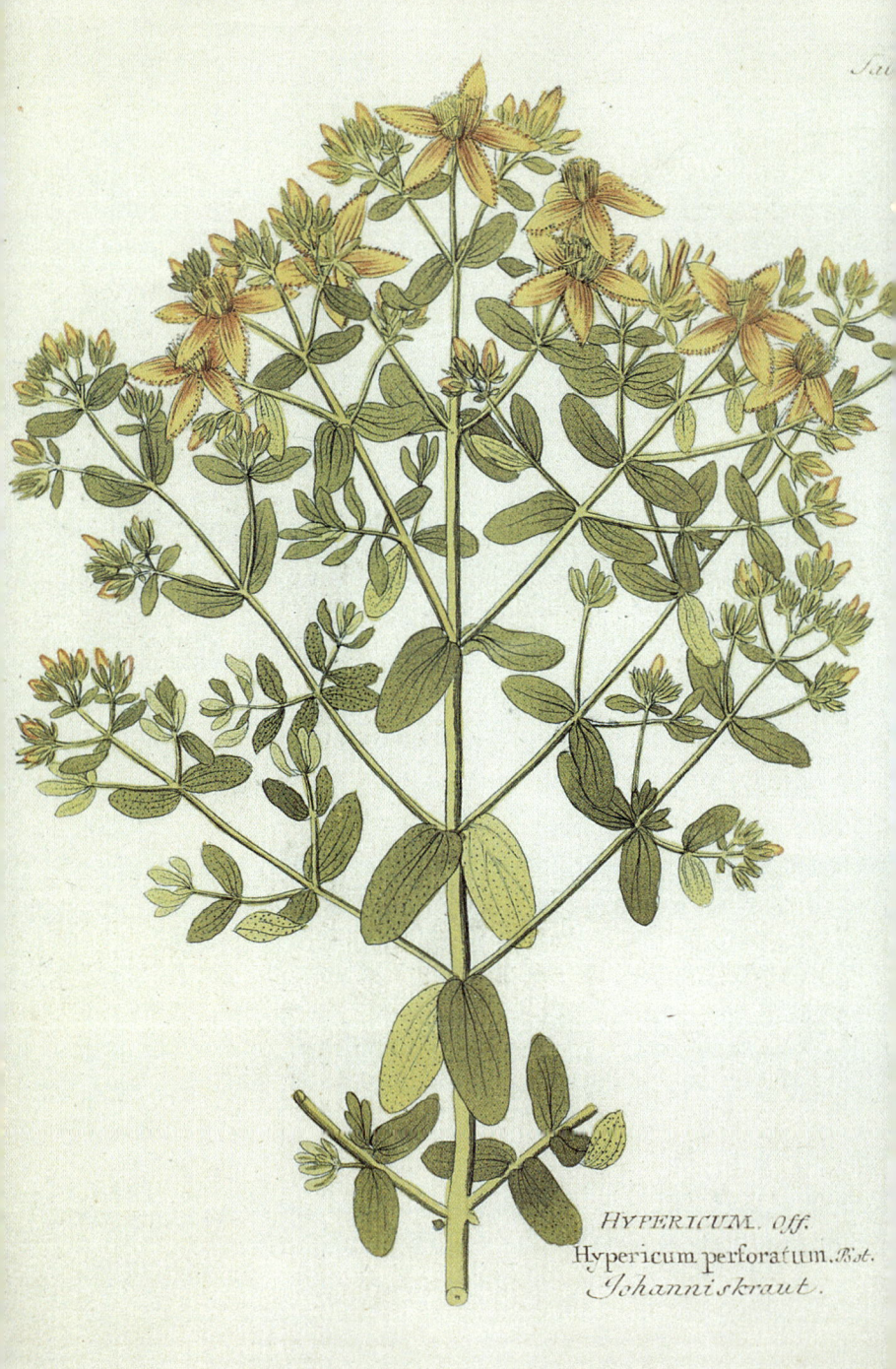

HYPERICUM. Off.
Hypericum perforatum. *B. St.*
Johanniskraut.

Geschichte und Heilkunde

Das Johanniskraut gehörte zu den ältesten Heilmitteln überhaupt, bis der medizinische Fortschritt seine wertvollen Eigenschaften in Vergessenheit geraten ließ. Seit einiger Zeit scheint sich das Blatt jedoch zu wenden. Immer mehr Menschen vertrauen wieder auf natürliche Heilmethoden aus dem Pflanzenreich. Einige Wissenschaftler feiern das Johanniskraut nun als Heilmittel, das auf natürliche Weise Licht in dunkle Seelen bringt. Deshalb finden sich auch in Apotheken zunehmend die unterschiedlichsten Johanniskrautpräparate.

Renaissance einer Heilpflanze

Das Johanniskraut oder Hypericum perforatum, wie sein lateinischer Name lautet, ist von Wissenschaftlern erst in den letzten Jahren wieder entdeckt worden. Dabei konzentrierten sich die Untersuchungen vor allem auf seine Wirksamkeit gegen Depressionen. Nachdem nachgewiesen werden konnte, dass Johanniskraut ebenso gut wie die meisten synthetischen Psychopharmaka wirkt, ohne jedoch deren schwere Nebenwirkungen nach sich zu ziehen, erlangte das Kraut plötzliche Popularität. Vor lauter Begeisterung übersahen die Forscher jedoch, dass die Pflanze ein äußerst breites Wirkungsspektrum aufweist und bei vielfältigen Beschwerden angewendet werden kann: Verbrennungen, Verletzungen und Hautentzündungen lassen sich ebenso behandeln wie etwa Herpes oder Herzschwäche.

Johanniskraut ist das beste pflanzliche Antidepressivum, das die Natur zu bieten hat. Die Schulmedizin setzt es jedoch erst seit 20 Jahren gezielt als Therapeutikum ein.

Die filigrane Pflanze hat keine großen Standortansprüche an den Boden – nur warm und sonnig sollte es sein.

Johanniskraut im Wandel der Zeiten

Schon den Griechen der Antike war das gelb blühende Kraut mit dem tiefroten Pflanzensaft für seine heilenden Eigenschaften bekannt. Damals verwendete man Hyperikum vor allem bei der Wundbehandlung. Wie später in der Homöopathie wählten bereits die antiken Ärzte Heilpflanzen nach dem Prinzip der Ähnlichkeit aus. Das Wirkungsspektrum von Pflanzen legte man aufgrund ihrer bestimmten Eigenschaften fest. Da beim Zerreiben der Blätter und Blüten des Johanniskrauts ein roter Saft austritt, war für die antiken Ärzte die Ähnlichkeit zum Blut gegeben. Also heilte man blutende Wunden mit Hyperikum. Auch aus moderner pharmakologischer Sicht eignet sich Johanniskraut bestens zur Behandlung von Verletzungen.

Die Ärzte der Antike schlossen vom Aussehen der Pflanze auf ihre Wirkung. Weil die Blüte der Pflanze einen blutroten Saft enthält, verwendeten sie Johanniskraut als Wundheilmittel.

Der berühmte griechische Arzt Hippokrates (ca. 460–375 v. Chr.) schätzte das Kraut nicht nur als Wundheilmittel, sondern auch als kühlendes und entzündungshemmendes Medikament und behandelte damit Lungenkranke.

Der römische, unter Kaiser Nero dienende Militärchirurg Dioskurides (ca. 40–90 n. Chr.) erweiterte die Einsatzmöglichkeiten. Er verschrieb es gegen Blasenschwäche und fiebrige Erkrankungen sowie gegen Ischiasbeschwerden. Außerdem heilte er Brandwunden mit Johanniskraut.

Wichtiger Bestandteil der Kräuterheilkunde

Auch für den legendären Kräuterkundler Hieronymus Bock (1498–1554) war Hyperikum das beste Heilmittel bei Fieber, Blasenleiden und gegen Entzündungen des Ischiasnervs. Außerdem pries er es in seinem Kräuterbuch als blutstillend und wundheilend.

Paracelsus (1493–1541) wiederum war der nach heutigem Kenntnisstand erste Arzt, der die Heilpflanze auch zur Behandlung von psychischen Erkrankungen einsetzte. Bei ihm steht zu lesen, dass »Gott mit diesem Kraut ein Zeichen setzte, allein wegen der Geister und tollen Phantasien, die den Menschen zur Verzweiflung bringen«. Seither nutzten die Ärzte Johanniskraut auch als Beruhigungsmittel.

Das Psychopharmakon der Neuzeit

Paracelsus sollte die Kräutermedizin der folgenden Jahrhunderte entscheidend prägen. Nachdem er die beruhigende Wirkung des Krauts erprobt hatte, wurde die Heilpflanze vermehrt psychisch Kranken verschrieben und im psychotherapeutischen Bereich eingesetzt. Ein führendes Kräuterbuch aus dem 17. Jahrhundert empfiehlt das Kraut »bei fürchterlichen melancholischen Gedanken« sowie bei »Zittrigkeit und Unruhe«. Hyperikum hatte sich seinen Platz als Sedativum, als Beruhigungsmittel, erobert.

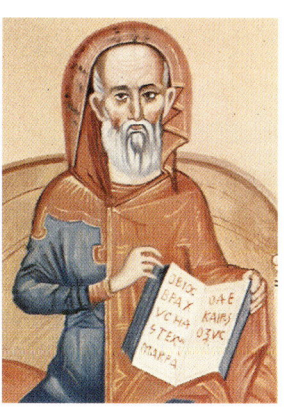

Johanniskraut brachte nicht mit seiner aufhellenden Wirkung, sondern mit seinen Fähigkeiten bei der Wundbehandlung Licht ins dunkle Mittelalter.

Beliebtes Hausmittel der Volksmedizin

Die Volksmedizin verwendete Johanniskrautessenzen seit alters zur Heilung von Wunden, Quetschungen und Verbrennungen, setzte es aber auch erfolgreich bei Furunkeln, Hämorrhoidalleiden und Nervenentzündungen ein.

Schmerzen während der Monatsregel versuchte man mit einem Aufguss von Johanniskrautblüten zu lindern, wohingegen der Weingeistauszug aus dem Kraut bei Hexenschuss, Gicht und Bettnässen verordnet wurde. Außerdem kam er bei nachgeburtlichen Krämpfen der Frau zum Einsatz.

Mit gesottenen Johanniskrautsamen bekämpfte man Durchfall und behandelte Blasenleiden. Außerdem verschrieb man sie bei Wurmbefall.

Selbst gegen Migräneattacken verordnete man die gesottenen Samen, zumal man glaubte, Migräne sei das Symptom einer Gallenfunktionsstörung. Einige dieser Einsatzmöglichkeiten sind von der Wissenschaft inzwischen bestätigt worden, andere, wie etwa seine Wirkung bei Gicht, Migräne oder etwa Hexenschuss, konnten hingegen nicht nachgewiesen werden.

Synthetische Psychopharmaka haben so schwere Nebenwirkungen, dass Ärzte nach alternativen Heilmitteln suchen mussten und dabei das Johanniskraut wieder entdeckten.

Alte Erkenntnisse im 20. Jahrhundert

Unter dem Namen »Herba hyperici« wurde Johanniskraut 1941 in den Ergänzungsband des Deutschen Arzneibuchs aufgenommen und damit auch für die Schulmedizin zum Begriff. Allerdings geriet es dann erst einmal wieder in Vergessenheit. Synthetische Beruhigungsmittel waren auf dem Vormarsch, und die schulmedizinische Psychiatrie setzte euphorisch auf die neuen Psychopharmaka der Industrie.

Johanniskraut heute

Eine Behandlung mit Johanniskrautpräparaten gehört mittlerweile zu den Bestandteilen psychiatrischer Therapien. Denn Hyperikum bietet eine wirksame Alternative zu den Chemiebomben der Pharmaindustrie. Besonders bei Depressionen leichten und mittleren Grades hat sich dieses Heilmittel bewährt.

Auf diesen Erfolg ist es wohl zurückzuführen, dass immer mehr pharmazeutische Unternehmen Johanniskrautpräparate auf den Markt bringen, wobei allerdings große Preis- und Qualitätsunterschiede auffallen.

Erst Anfang der siebziger Jahre nahm man nach und nach zur Kenntnis, dass die Tranquilizer und sonstigen Medikamente aufgrund ihrer zahlreichen schweren Nebenwirkungen in vielen Fällen mehr schadeten als nutzten. Man brauchte also doch alternative Heilmittel und griff wieder auf die uralten Erkenntnisse der Pflanzenheilkunde zurück.

1979 wurde das Johanniskraut schließlich in den deutschen Arzneimittelkodex aufgenommen. Das Bundesgesundheitsamt bewertete dieses Heilkraut positiv und ließ sogar eine Monografie zu »Hyperici herba« verfassen. Damit war dem Johanniskraut eine Art schulmedizinischer Ritterschlag erteilt worden.

Mysterien und Legenden

Der blutrote Pflanzensaft und die Blätter mit ihrer Perforation regten die Phantasie unserer Vorfahren an, so dass es zahlreiche Legenden gibt, die sich um das Johanniskraut ranken.

Bereits in der Antike wurden dem Hyperikum magische Kräfte zugesprochen. Man band es zu kleinen Sträußen, die über den Götterbildnissen aufgehängt wurden. Damit sollten böse Geister fernhalten werden.

Die Germanen schmückten beim Sonnwendfest im Juni ihre Altäre mit Johanniskraut und flochten es zu Kränzen, die sie beim Tanz um das Sonnwendfeuer trugen. Anschließend warf man den Kranz über ein Hausdach – dies sollte der dort lebenden Familie ein Jahr voller Glück und Gesundheit bescheren.

Auch für die frühen Christen hatte das Johanniskraut besondere Bedeutung. Der Legende nach soll das Kraut aus dem Blut Johannes' des Täufers hervorgegangen sein. Ebenso wie im Deutschen trägt das Kraut auch in romanischen Sprachen den Beinamen »Johannis«.

Die Blütezeit der Heilpflanze liegt um den 24. Juni, dem Johannistag, nach dem das Kraut auch benannt ist.

Magische Rituale

Im Mittelalter wurde das Johanniskraut auch Teufelsfrucht genannt, was auf seinen Einsatz bei psychisch Kranken hinweist, die als vom Teufel besessen galten.

Der Sage nach versuchte der Teufel einmal, das heilige Kraut zu vernichten. Er nahm eine Nadel und stach wie ein Besessener auf die Blätter der unglückseligen Pflanze ein. Doch Gott stellte das Johanniskraut unter seinen Schutz – geblieben sind das charakteristische Lochmuster der Blätter und der Zusatz im lateinischen Namen: Hypericum »perforatum«, durchbohrtes Kraut. Johanniskraut erlangte ab dem Mittelalter auch traurige Berühmtheit als so genanntes Hexenkraut. Es sollte nicht nur die bösen Geister fernhalten, sondern auch den Teufel austreiben. Außerdem glaubte man, Gefangene würden während der Folter die Wahrheit sprechen, wenn man ihnen Johanniskrautessenzen zuführte.

Johanniskraut und Licht

All diese Sagen weisen darauf hin, dass man sich vom Johanniskraut Schutz vor den bösen Mächten versprach, die traditionell mit der Dunkelheit in Verbindung ge-

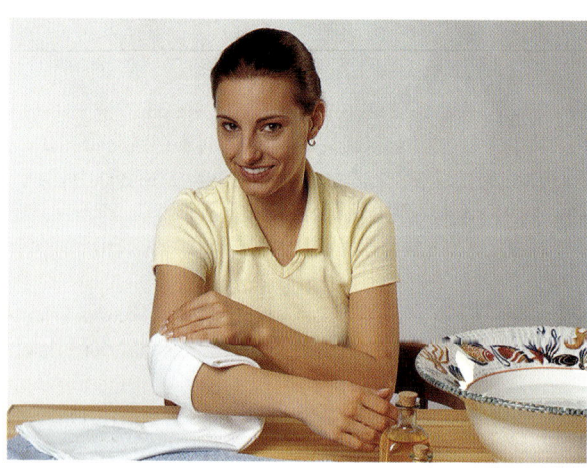

Populär ist Johanniskraut bei der Behandlung von Depressionen und witterungsbedingten Verstimmungen. Fast in Vergessenheit geraten ist es jedoch bei der Wundversorgung.

bracht werden. Heute weiß man, dass das Kraut die so genannte Lichtutilisation fördert, d. h., es ermöglicht dem Körper und der Psyche, die positive Wirkung der Sonne besser zu nutzen.

Verkanntes Therapeutikum

Da Johanniskrautpräparate vorwiegend für die Behandlung von psychischen Krankheiten hergestellt werden, kommt sein Wirkungsspektrum als Antibiotikum, Wund- und Verletzungsheilmittel meist nicht ausreichend zur Geltung. Auch auf Johanniskrauttee wird zu selten zurückgegriffen, obwohl er sehr preiswert ist und eine ähnliche Wirksamkeit wie die Fertigarzneimittel entfaltet.

Johanniskraut in der Botanik

Weltweit gibt es knapp 400 verschiedene Johanniskrauttypen. Allein in Deutschland kennt man neun unterschiedliche Sorten. Als Heilpflanze ist jedoch nur eine Art geeignet, das Hypericum perforatum oder Tüpfeljohanniskraut.

Die Pflanze wächst als Strauch auf sonnigen Wiesen und an Wegrändern und ist im Volksmund auch unter dem Namen »Hartheu« bekannt. Das Johanniskraut gehört zur Gattung der Scheindoldengewächse.

Die Pflanze und ihre Merkmale

Im Inneren der eiförmigen, dunkelgrünen Blätter befinden sich winzige Öldrüsen, die das Sonnenlicht speichern können. Die Drüsen sind leicht zu erkennen, wenn man das Blatt gegen das Licht hält – es sieht dann wie durchlöchert aus.

In Mitteleuropa kennt man neun verschiedene Johanniskrautsorten, von denen jedoch nur eine als Heilpflanze verwendet wird.

Blüte- und Sammelzeit

Getreu ihrem Namen beginnt die Pflanze um den 24. Juni, den Johannistag, zu blühen und trägt ihre goldgelben Blüten bis etwa Mitte September. Wer Johanniskraut selbst sammeln möchte, sollte dies gleich zu Anfang der Blütezeit und möglichst bei aufgehendem Mond tun. Dann nämlich enthält das Kraut nachgewiesenermaßen den höchsten Hyperizingehalt, der maßgeblich für die heilenden Eigenschaften der Pflanze verantwortlich ist. Zum Sammeln eignen sich die oberirdischen Triebe.

Die zweikantigen Stängel sollten mit einem scharfen Messer etwa fünf Zentimeter oberhalb des Bodens gerade abgeschnitten werden.

Johanniskraut trocknen

Zum Trocknen wird das abgeschnittene Kraut zu kleinen Bündeln zusammengeflochten und in schattigen, luftigen Räumen mit den Blüten nach unten aufgehängt. Die Raumtemperatur sollte um die 30 °C betragen. Die Blüten sind unbedingt vor Lichteinfall zu schützen, wenn man keine chemische Veränderung der Inhaltsstoffe riskieren möchte. Nach etwa einer Woche kann man die Blüten oder Blätter zu Heilmitteln weiterverarbeiten.

Typische Merkmale

▶ **Gebiet:** Das Johanniskraut liebt die Sonne und wächst vorwiegend auf trockenen Urgestein- und Kalkböden, auf Hügeln und Berghängen sowie an Wegrändern und Mauern; es ist auch genügsam, was die Wasserversorgung betrifft.

▶ **Aussehen:** Die Pflanze wird bis zu einem Meter hoch und gleicht somit eher einem Buschgewächs; sie hat zweikantige Stängel, die sich nach oben hin stark verzweigen.

▶ **Blätter:** Hält man die dunkelgrünen Blätter gegen das Licht, sehen sie wie durchlöchert aus.

▶ **Blüten:** Zwischen Juni und September trägt der Strauch fünfblättrige, goldgelbe Blüten mit kleinen schwarzen Punkten; zerreibt man eine Blüte zwischen den Fingern, so tritt ein blutroter Saft aus, der die Haut blauviolett verfärbt.

Johanniskraut selbst anbauen

Im eigenen Garten gedeiht Johanniskraut sehr gut. Die Pflanze ist, was den Boden betrifft, sehr genügsam, bedarf jedoch eines sonnigen, leicht windgeschützten Plätzchens. Sofern Sie das Kraut trocknen und daraus Heilmittel gewinnen wollen, sollten Sie auf jeglichen Einsatz von chemischem Dünger oder Pflanzenschutzmitteln unbedingt verzichten.

Johanniskraut wächst in den gemäßigten Zonen Europas und Asiens und im westlichen Nordafrika. Auch in unseren Gefilden eignet es sich hervorragend zum Selbstanbau.

Die kleinen, gelben Blüten saugen jeden kleinen Sonnenstrahl auf, um die Wärme und Heilkraft in dem Öl zu speichern.

Aufzucht der Jungpflanzen

Johanniskraut kann aus Samen aufgezogen werden. Die Aussaat erfolgt dann zwischen März und Mai in Schalen, kleinen Kisten oder im Frühbeet. Die kräftigsten Sämlinge werden daraufhin im Abstand von 40 Zentimetern in den Garten verpflanzt. Die Aufzucht per Saatgut erfordert allerdings viel Geduld und Aufmerksamkeit und ist daher eher für geübte Gärtner geeignet.

Die farbenfrohe, pflegeleichte Zierstaude ist eine Bereicherung für jeden Garten, nicht zuletzt zur Verschönerung von Mauern oder Wegrändern.

Einfacher als die Aussaat ist es, Jungpflanzen aus der Gärtnerei zu beziehen oder frei wachsende Pflanzen in den Garten umzusiedeln. Die Pflanzung bzw. Umsetzung erfolgt dann entweder im Spätherbst oder Frühjahr. Achten Sie bei der Umpflanzung aus der freien Natur darauf, möglichst robuste Pflanzen auszuwählen.

Pflanzung

Für die Pflanzung müssen Sie den Boden sorgfältig vorbereiten. Er wird zunächst tief umgegraben und mit Kompost angereichert. Benutzen Sie keinesfalls chemische Düngemittel, denn deren Rückstände bleiben Ihnen erhalten. Statt eines Heilmittels nehmen Sie dann Gift zu sich!

Schwere Böden werden am besten durch Beimengung von scharfem Sand aufgelockert, um damit eine bessere Durchlüftung zu gewährleisten. Bereiten Sie den Boden in jedem Fall gut vor, damit die Pflanze gleich richtig wachsen und sich entfalten kann.

Ernte

Geerntet wird das gesamte Kraut einschließlich der Bluten. Schneiden Sie dazu die Stängel etwas über dem Boden ab, damit die Pflanze nachwachsen kann. Die beste Erntezeit liegt wie beim Sammeln in der freien

Natur zwischen Mitte Juni und Anfang September. Wegen der höheren Wirkstoffkonzentration sollten Sie das Johanniskraut stets bei zunehmendem Mond ernten. Wissenschaftliche Untersuchungen haben ergeben, dass die Pflanze zu diesem Zeitpunkt die dichteste Menge an heilenden Substanzen produziert.

Sofern Sie das Kraut züchten, um Heilessenzen zubereiten zu können, sollten Sie nicht versäumen, die einzelnen Bestandteile der Pflanze genau unterscheiden zu lernen.

Im Spätherbst bringt der Strauch eine bis zu zehn Zentimeter lange Frucht hervor, in der sich winzige dunkelbraune Körner, die Samen, befinden. Werden diese vorsichtig aus der Frucht gelöst und zum Keimen gebracht, können daraus neue Sträucher gezüchtet werden. Zur Herstellung von Heilmitteln benötigen Sie die Samen jedoch nicht.

Wer einen Johanniskrautstrauch im Garten züchtet, kann jedes Jahr wertvolle Heilmittel selbst herstellen.

AUF EINEN BLICK – TIPPS ZUM SELBSTANBAU

● **Aussaat:** Die beste Zeit zur Aussaat liegt im Frühling, zwischen den Monaten März und Mai. Die Samen sollten zuerst in etwas Wasser eingeweicht und dann in Tonschalen mit Humus gesät werden. Sobald die ersten keimen, können sie in den Garten umgesetzt werden.

● **Pflanzung:** Jungpflanzen sollten im Spätherbst oder Frühjahr umgesiedelt werden.

● **Standort:** Johanniskraut gedeiht am besten an Mauern oder windgeschützten, sonnigen Plätzen.

● **Boden:** Johanniskraut wächst auf lehmigen, kalkhaltigen, aber auch trockenen Böden; schwerer Boden sollte mit Sand aufgelockert werden.

● **Ernte:** Die Erntezeit dauert von Mitte Juni bis Anfang September.

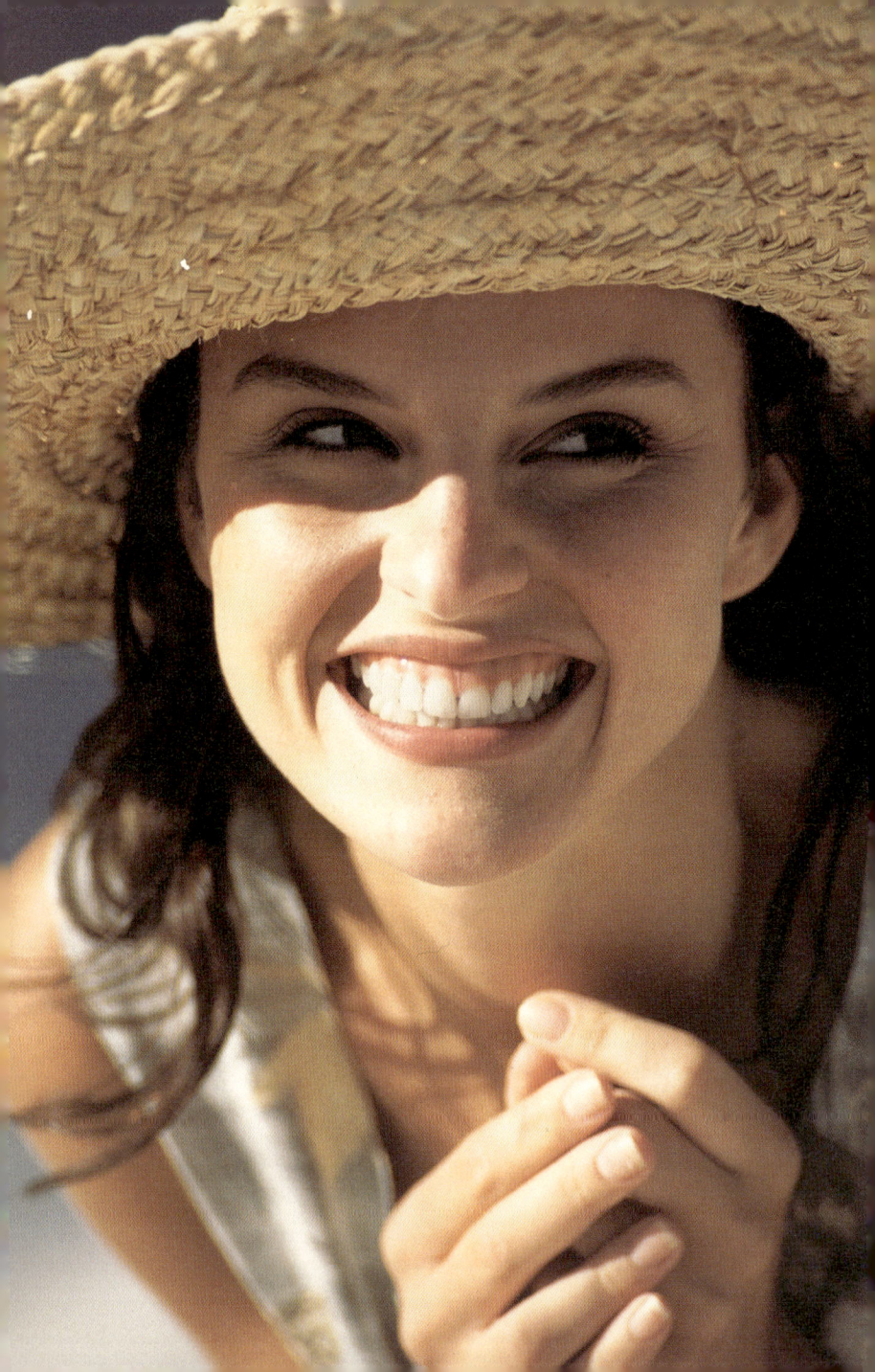

Heilende Wirkstoffe

Im Johanniskraut finden sich mehrere Substanzen, die sich auf den Gehirnstoffwechsel auswirken und langfristig eine aufhellende Stimmung verursachen können. Nicht umsonst wird der gelbe Strauch deshalb mit der positiven Kraft des Lichts in Verbindung gebracht.

Hyperizin

Das Hyperizin ist der wichtigste Inhaltsstoff der Pflanze. Es hat eine stimmungsaufhellende Wirkung auf das Gehirn und folglich auf die Psyche. Hyperizin beeinflusst den Gehirnstoffwechsel und spielt bei der Reizübertragung der Nerven eine große Rolle. Getrocknetes Johanniskraut enthält 0,1 bis 0,15 Prozent, die Blüten enthalten 0,2 bis 0,3 Prozent Hyperizin.

Eine der Hauptschaltstellen des Hyperizins liegt bei der Steuerung der Neurotransmitter im Gehirn. Der Abbau von Botenstoffen, wie etwa Dopamin, Noradrenalin oder Serotonin, wird vom Hyperizin geregelt. Wenn dieses System im Gleichgewicht ist, fühlt man sich wohl. Sobald jedoch ein Ungleichgewicht auftritt, werden wir melancholisch, depressiv oder gereizt und nervös.

Dopamin fördert die Entspannung

Dopamin ist an der Reizübertragung zwischen zwei Gehirnzellen beteiligt. Wird eine Nachricht von einer Zelle zur nächsten übertragen, so bedarf es dieses Stoffs, der in den Spalt zwischen den Zellen ausgeschüttet wird. Ein Rezeptor erkennt die Substanz und nimmt sie auf, was schließlich zur Aktivierung der Zelle führt.

Hyperizin heißt die Substanz im Johanniskraut, die für seine stimmungsaufhellende Wirkung sorgt. Das Hyperizin wird im Gehirnstoffwechsel aktiv.

Körperliche Gesundheit ist fast immer auch mit psychischer Gesundheit verbunden; wo das eine fehlt, wird das andere auch bald leiden.

Dopamin überträgt vor allem hemmende Signale, d. h., es sorgt dafür, dass die Erregungen innerhalb bestimmter Gehirnbereiche nicht über das erwünschte Maß hinausschießen. Fehlt Dopamin, werden wir nervös und zittrig, leiden unter Schlafstörungen oder neigen zu Schwermut. Auch schwere Erkrankungen wie Schizophrenie und die Parkinsonsche Krankheit stehen im Zusammenhang mit Störungen im Dopaminstoffwechsel oder sind auf einen Dopaminmangel zurückzuführen.

Hyperizin im Gehirnstoffwechsel

Das Hyperizin im Johanniskraut sorgt dafür, dass im Gehirn weniger Dopamin zu Noradrenalin umgebaut wird. Dadurch wird einerseits dafür gesorgt, dass genügend erregungshemmendes Dopamin erhalten bleibt; andererseits wird weniger Noradrenalin, dem eine eher euphorisierende Wirkung zugeschrieben wird, gebildet. Hyperizin fördert also die Entspannung.

Wer sich zu selten dem Sonnenlicht aussetzt, ist anfälliger für Depressionen. Körper und Psyche brauchen viel Licht, um gesund zu bleiben.

Zu wenig Licht – zu viel Melatonin

Lichtmangel kann nicht nur die Stimmungslage vorübergehend beeinträchtigen, sondern auch schwere psychische Störungen zur Folge haben. So litten Polarforscher nach einiger Zeit ob des andauernden Sonnenlichtmangels unter Depressionen. Ähnliches hat man bei Untertagearbeitern im Bergbau beobachtet. Selbst Angestellte, die dauernd in dunklen Büros arbeiten, leiden bald unter trüber Stimmung.

Lichtentzug ist depressionsfördernd, weil er sich auf die Tätigkeit der Zirbeldrüse auswirkt. In ihr wird das stimmungssenkende und schlaffördernde Hormon Melatonin gebildet. Normalerweise ist die Ausschüttung von Melatonin untertags reduziert, nachts dagegen erhöht. Lichtmangel beeinträchtigt diesen Rhythmus.

Die Melatoninausschüttung bleibt dann auch während des Tages konstant hoch. Man fühlt sich müde und traurig, schlecht gelaunt und erschöpft. Wenn der nächtliche Melatoninspiegel gegenüber jenem am Tag nicht deutlich höher liegt, wird der Schlaf stark beeinträchtigt. Statt sich nachts tief auszuruhen, durchlebt der Körper eine Dauerermüdung.

Johanniskraut hilft aus dem Stimmungstief

Der Johanniskrautwirkstoff Hyperizin vermag den Einfluss des Lichts auf die Zirbeldrüse wie eine Linse zu bündeln und zu verstärken: Die Melatoninausschüttung wird reguliert, und der gestörte Tages- und Nachtrhythmus kommt wieder ins Gleichgewicht.

Johanniskraut ersetzt jedoch nicht den täglichen Aufenthalt im Sonnenlicht. Im Gegenteil: Wenn die Lichtintensität nicht ausreicht, bleibt das Hyperizin wirkungslos. Deshalb ist es empfehlenswert, zusätzlich zur Johanniskrauttherapie täglich mindestens eine Stunde im Freien zu verbringen, um sowohl gedrückte Stimmung als auch Schlafstörungen zu beheben.

Das Hyperizin im Johanniskraut hilft, den Melatoningehalt im Körper zu regulieren. Je mehr Melatonin die Zirbeldrüse produziert, desto müder werden wir.

Flavonoide

Flavonoide kommen im Pflanzenreich sehr häufig vor und zeichnen sich vor allem durch ihre Krebs hemmenden und verdauungsfördernden Eigenschaften aus. Im Johanniskraut finden sich eine Reihe von speziellen Flavonoiden, die sich zu einem Wirkungsprofil ergänzen, das in der Natur seinesgleichen sucht. In den Randschichten der Blätter sind vor allem die beiden Flavonoide Querzitrin und Querzetin, in den Blüten Biapigenin und Amentoflavon enthalten.

Querzitrin und Querzetin

Die beiden Flavonoide Querzitrin und Querzetin haben unmittelbaren Einfluss auf den Hormonspiegel, indem sie den Abbau des so genannten Glückshormons Serotonin regulieren. Dabei hemmt Querzitrin das Enzym Monoaminoxidase (MAO), zu dessen Aufgaben es gehört, Serotonin im Gehirn abzubauen.

Die beiden Hauptflavonoide des Johanniskrauts sorgen also dafür, dass Serotonin in ausreichendem Umfang zum Einsatz kommt – und das hat eine ganze Reihe von positiven Auswirkungen. Serotonin sorgt für Zufriedenheit und eine positive Stimmungslage. Außerdem erleichtert es das Einschlafen und fördert die Freisetzung von schmerzlindernden Substanzen.

Die Flavonoide im Johanniskraut beeinflussen den Hormonhaushalt des Körpers und haben deshalb eine stabilisierende Wirkung auf die Psyche.

Höhere Serotonindosierungen wirken gegen Ängste, depressive Verstimmungen, akute Schmerzen (z. B. Migräne), Schlaflosigkeit, Heißhunger, nächtliche Essattacken, Nikotin- und Alkoholsucht.

Schutz vor Tumor- und Viruserkrankungen

Querzetin und Querzitrin schützen jedoch auch vor Dickdarmkrebs, indem sie bestimmte MAO-Substanzen hemmen, die die Entstehung von Krebsgeschwüren im Darm begünstigen. Auch das Wachstum hormonbedingter Tumoren wie etwa des Brustkrebses lässt sich mit diesen Flavonoiden verhindern. Damit zählt Johanniskraut auch zu den wirksamen Krebsvorbeugemitteln.

Querzetin vermag, in hohen Dosen eingenommen, das Wachstum von Viren zu hemmen. In niedrigeren Dosen wirkt es zumindest prophylaktisch. Im Frühstadium einer HIV-Infektion konnten diesbezüglich schon gute Ergebnisse erzielt werden, auch Herpesinfektionen lassen sich mit diesem Stoff erfolgreich bekämpfen.

Biapigenin und Amentoflavon

Das im Johanniskraut enthaltene Flavonoid Biapigenin wird von Rezeptoren angezogen, die beruhigende Signale an das Gehirn aussenden. Das bedeutet, dass man weniger nervös und ausgeglichener wird, wenn dem Organismus eine ausreichende Menge dieses nervenberuhigenden Stoffs zur Verfügung steht. Typische Nervositätssymptome wie Zittern, starke Schweißbildung, Gesichtsblässe, Kiefermalmen, Mundtrockenheit und Magenschmerzen verschwinden.

Der Johanniskrautstoff Amentoflavon lässt sich ebenso wie das Biapigenin auf Rezeptoren nieder, die für die Beruhigung sorgen, und hilft damit das vegetative Nervensystem zu regulieren. Darüber hinaus wirkt er hemmend auf die Entwicklung und Ausbreitung von Reizungen, Entzündungen und Geschwüren im Magen-Darm-Bereich.

Bei Nervosität wegen beruflicher oder privater Konfliktsituationen hat sich vor allem eine Kombination aus Johanniskraut und Baldrian bewährt. Mischen Sie beide Kräuter zu gleichen Teilen, und bereiten Sie daraus einen Tee.

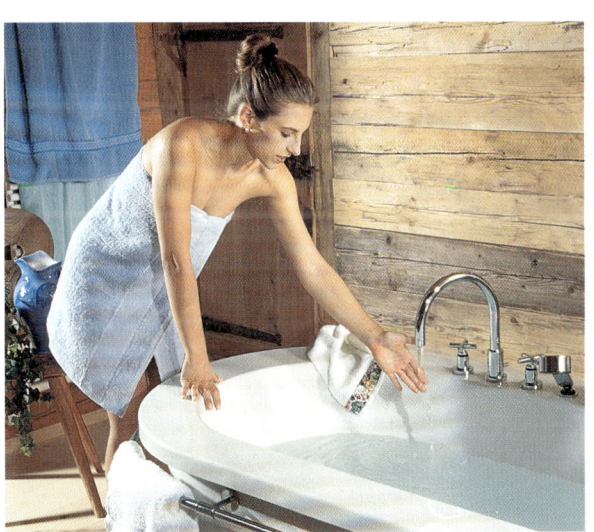

Wer im Winter ein warmes Bad nimmt, um Verspannungen zu lösen, kann anschließend den Körper mit dem durchwärmenden Johanniskrautöl massieren.

Weitere Inhaltsstoffe

Hyperforin

Zu den heilenden Wirkstoffen des Johanniskrauts zählt auch das Hyperforin. Es besitzt keimtötende Eigenschaften, wirkt desinfizierend und fördert darüber hinaus die Wundheilung.

Hyperforin ist jedoch sehr instabil und wird unter Hitzeeinwirkung und starker Lichtbestrahlung weitgehend zerstört. Man kann diese Substanz daher nur in Frischpflanzen und frisch gewonnenem Johanniskrautöl nachweisen, im getrockneten Kraut und im Tee hat sich das Hyperforin bereits verflüchtigt. Deshalb ist zur Behandlung von frischen Verletzungen und blutenden Wunden Johanniskrautöl am besten geeignet.

Grundsätzlich hat diese zu den Gerbstoffen zählende Substanz eine stark beruhigende Wirkung auf den gesamten Organismus.

Die Pflanze enthält hochwertige ätherische Öle und den Wirkstoff Hyperforin, was sie zu einem ausgezeichneten Heilmittel bei der Wundbehandlung macht.

Ätherische Öle

Die Pflanze enthält in ihren Blüten, Stängeln und Blättern außerdem einen hohen Anteil an ätherischen Ölen,

---

Johanniskrautöl für kranke Haut

Der Inhaltsstoff Hyperforin desinfiziert, beruhigt und beugt Entzündungen verletzter Hautstellen vor. Johanniskrautöl sollten Sie deshalb in der Hausapotheke, auf Reisen und beim Sport stets griffbereit haben. Johanniskrautöl fördert die Heilung von:

- Eitrigen Pickeln
- Furunkeln
- Hautabschürfungen
- Offenen Blutblasen
- Stich- und Risswunden
- Verbrennungen

vor allem Pinen, Cineol und Mirzen. Äußerlich aufgetragen, wirken sie betäubend, kühlend und schmerzlindernd. Johanniskraut eignet sich daher gut zur
Behandlung von Sportverletzungen, wie beispielsweise
Blutergüsse, Quetschungen, Prellungen, Zerrungen und
Verstauchungen.
Innerlich eingenommen, entfalten die ätherischen Öle
von Hyperikum eine ähnlich beruhigende Wirkung wie
die ätherischen Öle des Hopfens.

Gerbstoffe kräftigen das Herz

Das Johanniskraut ist bekannt für seinen hohen Gehalt
an Gerbstoffen, dazu zählt auch das Hyperforin. Gerbstoffe haben eine Vielzahl medizinischer Wirkungen;
beispielsweise steigern sie die Durchblutung des Herzmuskels und stärken ihn. Regelmäßige Anwendungen
von Johanniskrautpräparaten helfen daher bei Herzschwäche.
Die so genannten Katechingerbstoffe, eine spezielle
Gruppe der Gerbstoffe, sind ein hochwirksames Heilmittel gegen Durchfall. Sie wirken gemeinsam mit den
entzündungshemmenden Amentoflavonen im Magen-
Darm-Bereich und machen das Johanniskraut somit zu
einem vorzüglichen Heilmittel bei derartigen Infektionen wie etwa der Dyspepsie im Säuglingsalter (Säug-
lingsenteritis).

Gerbstoffe kräftigen den Organismus, allem voran das Herz. Sie können jedoch auch Infektionen im Verdauungsapparat lindern.

Rot als farblicher Wirkstoff

Sobald man die Blätter und Stängel des Johanniskrauts
zwischen den Fingern zerreibt, tritt ein blutroter
Pflanzensaft aus. Dieser hat wesentlich zur eingangs er-
wähnten Legendenbildung um Hyperikum beigetragen.

Die Farbe Rot hat aber auch eine lang bekannte therapeutische, und zwar anregende Wirkung, die sich schon die alten Griechen zunutze machten.

Farben spielten in Riten und Religionen der Menschheit schon früh eine große Rolle. Im Altertum sprach man farbigen Substanzen magische Heilkräfte zu. Je nach Beschwerden wurden Kranke mit Substanzen der entsprechenden Farbe behandelt.

Die Menschen der Antike glaubten, dass Farben zwischen den Menschen und den göttlichen Mächten vermitteln konnten. Die Farbe Rot spielte bei vielen Völkern in religiösen und politischen Riten eine große Rolle.

Mit Farben heilen

Die ganzheitliche Medizin setzt heute wieder ganz bewusst auf die heilende Wirkung der Farben. Befragt man Personen nach ihren spontanen Assoziationen zur Farbe Rot, so wird sie mit Begriffen wie Liebe, Aggression, Abendstimmung, Morgenrot, Blut, Feuer, Hitze, Herz, Ablehnung in Verbindung gebracht.

Rot fungiert als Warnfarbe im Straßenverkehr und steht für Gefahr. Kinder, die mit roten Bauklötzen spielen, entwickeln bisweilen eine starke Aggressionsbereitschaft. Andererseits schenken sich Menschen rote Rosen, um sich ihre Liebe einzugestehen.

Rot scheint also auf den ersten Blick widersprüchliche Eigenschaften zu besitzen. Es repräsentiert jedoch vor allem zwei psychische Merkmale: Aktivität und Aufmerksamkeit.

Aktive Entspannung

Die Farbe Rot der Johanniskrautsafts steht also in einem reizvollen Widerspruch zu den beruhigenden Eigenschaften der gesamten Pflanze. Das Kraut wirkt eben nicht einfach als pflanzlicher Ruhigsteller, der müde und gleichgültig macht, sondern fördert die Wachsamkeit und Antriebslust, indem der Organismus wieder in ein entspanntes Gleichgewicht gelangt.

Hier hilft Johanniskraut

Die spezifischen Wirkstoffe des Johanniskrauts sind auf ihre heilenden Eigenschaften hin wissenschaftlich untersucht worden. Auch die Volksmedizin lehrt, dass das Kraut im Wesentlichen auf folgenden Gebieten wirksam hilft:

● **Depressionen:** Johanniskraut wirkt positiv auf den Gehirnstoffwechsel ein und fördert die Produktion von stimmungshebenden Hormonen.

● **Psychosomatische Erkrankungen:** Johanniskraut beruhigt die Nerven und entspannt, wodurch Ängste behoben werden können, die oft die Ursache psychosomatischer Beschwerden sind.

● **Wunden und Verbrennungen:** Das Kraut hat antiseptische, also bakterientötende Eigenschaften, die offene Wunden desinfizieren helfen und eine schnellere Heilung ermöglichen.

● **Innere Infektionen:** Johanniskraut entfaltet im Körper entzündungshemmende Eigenschaften, die eine Abheilung innerer Infektionen wie etwa bei einer Bronchitis beschleunigen.

● **Sportverletzungen:** Johanniskrautöl oder -umschläge wirken kühlend und lindern Blutergüsse, Prellungen und Quetschungen.

● **Herzmuskelschwäche:** Dank seiner Gerbstoffe stärkt Johanniskraut den Herzmuskel und ist bei der Therapie organisch bedingter Herzschwäche hilfreich.

● **Krebsvorsorge:** Der hohe Anteil an Flavonoiden im Johanniskraut macht es zu einem wirksamen Oxidationshemmer. Dabei werden jene aggressiven Moleküle im Blut unschädlich gemacht, die sonst die Zellen zerstören. Das Kraut wirkt auch prophylaktisch gegen hormonbedingte Krebserkrankungen wie etwa Brustkrebs.

In der Volksmedizin wird das Johanniskraut schon sehr lange und gegen die verschiedensten Krankheiten eingesetzt. Im Unterschied zu vielen anderen Heilkräutern konnte es seinen Einsatzbereich immer mehr erweitern und ist heute beliebter denn je.

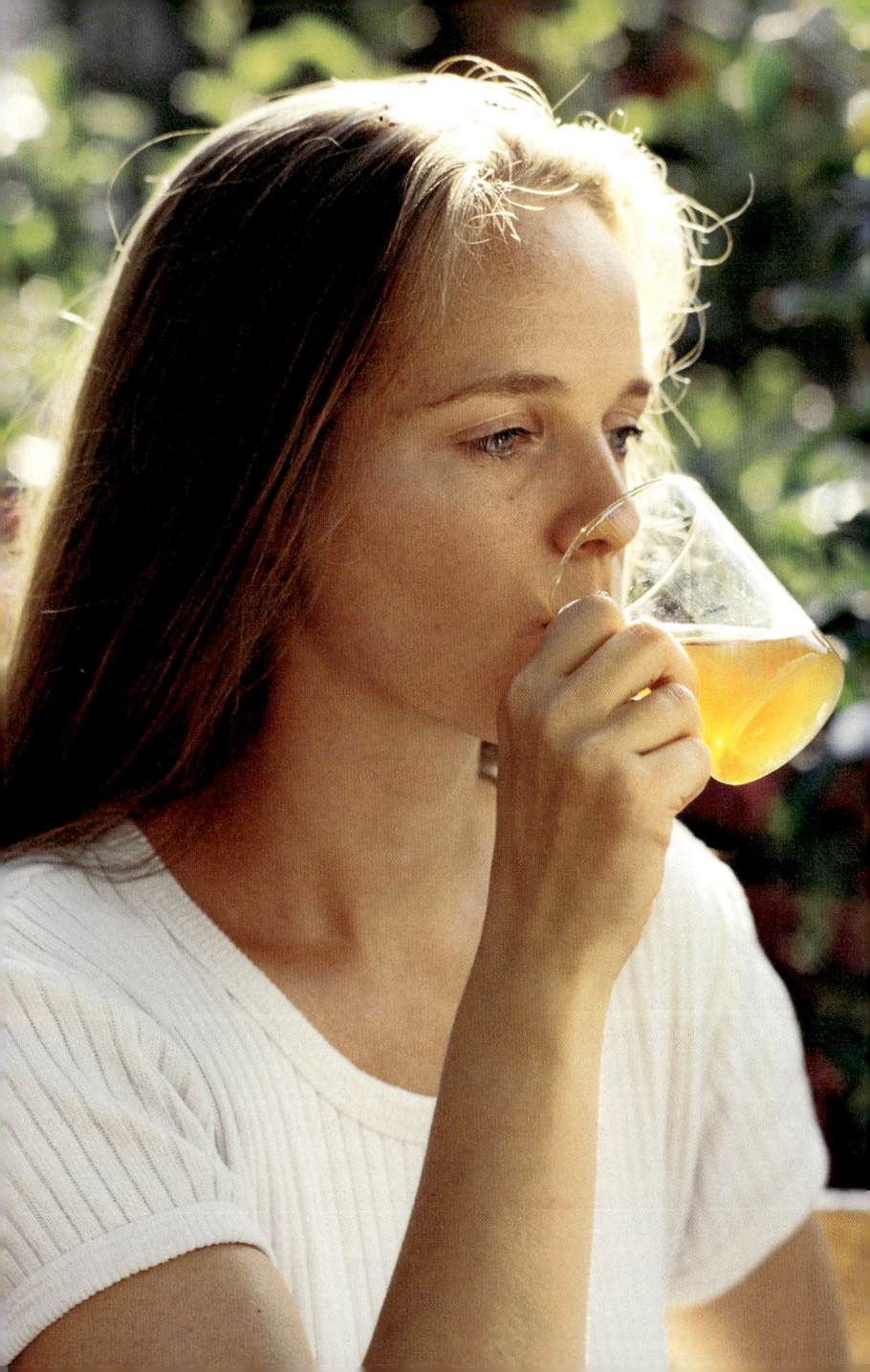

Johanniskrautextrakt selbst zubereiten

Als Heilpflanze ist das Johanniskraut in seinem Wirkungsgrad äußerst vielfältig. Um seine Wirkstoffe optimal nutzen zu können, sollte man die unterschiedlichen Darreichungsformen kennen. Diese variieren auch in ihrem Anwendungsgebiet. So kann man, je nach Art der Beschwerden, Johanniskrautextrakte innerlich als Tee, Pulver und Tinktur zu sich nehmen oder äußerlich als Öl auftragen. Die besten Extrakte werden aus den frisch getrockneten Blättern und Blüten des gelben Strauchs hergestellt, seine Stängel sind jedoch auch verwertbar.

Johanniskrauttee

Die innerliche Anwendung des Johanniskrauts als Tee ist die einfachste Form, seine Wirkstoffe zu nutzen. Dazu benötigt man getrocknetes Kraut, das möglichst zu Beginn der Blütezeit geerntet worden sein sollte. Wer Johanniskraut im eigenen Garten hat, sollte nur die Blüten und Blätter zur Herstellung von Essenzen verwenden, da sie die wertvollsten Wirkstoffe enthalten. Die getrockneten Stängel lassen sich zwar auch weiterverarbeiten, sie sind aber nicht so reich an heilenden Substanzen.

In der Regel werden sechs Teelöffel des Heilkrauts mit einem halben Liter siedendem Wasser übergossen. Dann lässt man den Tee mindestens fünf Minuten lang ziehen. Decken Sie das Gefäß zu, damit die wertvollen ätherischen Öle nicht verfliegen.

Johanniskrauttee lässt sich schnell zubereiten und eignet sich auch als Getränk zu den Mahlzeiten. Selbst wer jeden Tag eine Tasse trinkt, braucht keine Angst vor schädlichen Nebenwirkungen zu haben.

Gegen fast alles ist ein Kraut gewachsen – Johanniskraut als Tee genossen, hilft bei Bronchitis, inneren Infektionen und Depressionen.

Der Apotheker Mannfried Pahlow rät dazu, Johanniskraut in kaltem Wasser anzusetzen. Bei diesem Verfahren wird das Wasser zusammen mit der Droge bis zum Sieden erhitzt und schließlich abgeseiht. Sowohl der heiße als auch der kalte Teeaufguss haben ihre Berechtigung, unterscheiden sich jedoch in der Wirkung.

In der Regel kommt das Aroma des Johanniskrauts beim heißen Aufguss besser zur Entfaltung, der Tee hat einen angenehmen Geschmack.

Dafür wirkt der Kaltaufguss bei manchen Personen wesentlich schneller. Wer im Übrigen seinen Tee mit weniger Gerbstoffen bevorzugt, sollte ihn ebenfalls kalt aufsetzen, da so nur ein geringerer Teil dieser Substanzen freigesetzt werden. Als Arneimittel gegen Herzschwäche eignet er sich dann jedoch nicht mehr.

Den Tee kann man heiß oder kalt ansetzen. Beim kalten Aufguss werden weniger Gerbstoffe freigesetzt.

So lange sollte der Tee ziehen …

Je länger der Tee zieht, desto mehr Gerbstoffe setzt er frei. Dies hat unterschiedliche Heilwirkungen zur Folge. Achten Sie daher auf die genauen Zeiten, wenn Sie den Tee als Arznei verwenden möchten.

● **Fünf Minuten:** Der Tee eignet sich zum Hausgebrauch als leicht beruhigendes Getränk.

● **Acht Minuten:** Der Tee entfaltet eine stärkere Beruhigungswirkung und hilft gegen psychische Verstimmungen.

● **Zehn Minuten:** Der Tee setzt vermehrt Gerbstoffe frei und unterstützt damit den Verdauungsapparat.

● **Zwölf Minuten:** Der Tee entfaltet sein gesamtes Gerbstoffpotenzial und eignet sich in dieser Form zur Behandlung von Herzschwäche.

Achtung: Länger als zwölf Minuten sollten Sie Johanniskrauttee nicht ziehen lassen!

Tee gegen melancholische Stimmung

Durch das Überbrühen oder Erhitzen des getrockneten Krauts werden chemische Prozesse in Gang gesetzt. Dadurch können sich bestimmte wirksame Inhaltsstoffe der Pflanze schnell entfalten.

Johanniskrauttee eignet sich vor allem zur Behandlung und Vorbeugung von Angstzuständen, leichten Depressionen, psychischen Verstimmungen und Antriebsschwäche. Außerdem ist er ein gutes Hausmittel gegen Bettnässen, Nervosität sowie Schlafstörungen.

Heißer Aufguss

▶ **Zubereitung für 1 Tasse:** Übergießen Sie 2 Teelöffel der getrockneten Droge mit 1 großen Tasse siedendem Wasser. Je nach Beschwerden 8 bis 12 Minuten lang zugedeckt ziehen lassen und dann abseihen. Trinken Sie mindestens 4 Wochen lang 2- bis 3-mal täglich 1 Tasse.

▶ **Zubereitung für 1 Kanne:** Übergießen Sie 5 bis 6 Teelöffel des getrockneten Krauts mit 1/2 Liter Wasser. Lassen Sie den Tee 5 Minuten ziehen, wenn Sie ihn als leicht beruhigendes Getränk genießen wollen. Dann sollten Sie ihn abseihen, um die Freisetzung von Gerbstoffen zu vermeiden.

Kalter Aufguss

▶ **Zubereitung für 1 Tasse:** Geben Sie 2 Teelöffel der getrockneten Droge in einen Topf, und übergießen Sie das Kraut mit 1 großen Tasse kaltem Wasser. Erhitzen Sie das Ganze bis zum Siedepunkt. Nehmen Sie nun den Topf von der Kochstelle. Lassen Sie den Tee noch 5 Minuten ziehen, dann wird der gesamte Aufguss abgeseiht. Trinken Sie mindestens 4 Wochen lang 2-mal täglich 1 Tasse von diesem Tee.

Johanniskrauttee eignet sich auch als vorbeugendes Heilmittel gegen Virusinfektionen wie etwa Herpes oder Grippe, da er das Abwehrsystem des Körpers stärkt.

Johanniskrautöl

Öle aus Johanniskraut gehören zu den beliebtesten Darreichungsformen der Droge. Sie finden äußerlich aufgetragen vor allem bei rheumatischen Erkrankungen und Gicht sowie bei offenen und stumpfen Verletzungen Verwendung, sind aber auch zum Einnehmen bestimmt. Johanniskrautöl kann man in Apotheken und Reformhäusern fertig kaufen oder aber selbst herstellen. Dazu benötigen Sie eine große Menge an getrocknetem Kraut und Olivenöl, um die Droge darin anzusetzen.

Wer viel Sport treibt, sollte Johanniskrautöl stets als Erste-Hilfe-Mittel gegen Prellungen oder Quetschungen dabeihaben.

Johanniskrautstandardöl

▶ **Zubereitung:** Geben Sie 125 Gramm frisch geerntete und zerstoßene Blüten in 500 Milliliter kaltgepresstes Olivenöl, und füllen Sie die Mischung in eine helle Glasflasche. Verschließen Sie die Flasche gut, und lassen Sie sie 6 Wochen auf der Fensterbank stehen. Schütteln Sie das Gemisch möglichst 1-mal täglich gut durch. Sobald die Ölmischung eine leuchtend rote Farbe angenommen hat, wird sie durch ein Leinentuch oder dicke Gaze gegossen. Pressen Sie den zurückbleibenden Kräutersatz gut aus. Geben Sie dann das fertige Öl zur Aufbewahrung in kleine, dunkle Fläschchen. Es eignet sich zur Behandlung von rheumatischen Erkankungen sowie bei offenen und stumpfen Sportverletzungen.

Weißwein-Johanniskraut-Öl

▶ **Zubereitung:** Lassen Sie 500 Gramm frisch geerntete, eingeschnittene Blütenspitzen 3 Tage lang in einer Mischung aus 100 Milliliter kaltgepresstem Olivenöl und 1/2 Liter Weißwein ziehen. Erhitzen Sie dann die Flüssigkeit, bis sich der Wein verflüchtigt hat. Gießen Sie nun das Öl durch ein Leinentuch, und verteilen Sie es auf kleine, dunkle Fläschchen, um die Wirkkraft länger zu erhalten. Weißwein-Johanniskraut-Öl eignet sich zur Behandlung von Verbrennungen. Geben Sie dazu ein paar Tropfen des Öls auf eine sterile Kompresse, und bedecken Sie die verletzte Hautstelle damit.

Johanniskrautöl nach Pahlow

▶ **Zubereitung:** Mischen Sie 125 Gramm zerstoßene Johanniskrautblüten mit 500 Milliliter kaltgepresstem Olivenöl. Lassen Sie die Mischung in einer offenen, hellen Glasflasche bis zu 5 Tage lang gären. Rühren Sie die Flüssigkeit mindestens 1-mal pro Tag um.

Nach 5 Tagen können Sie die Flasche verschließen. Stellen Sie sie nun etwa 6 Wochen lang ins direkte Sonnenlicht, bis sich der gesamte Flascheninhalt leuchtend rot verfärbt hat. Gießen Sie das Öl dann durch ein dickes Leinentuch ab, und füllen Sie es in kleine, dunkle Fläschchen ab. Bewahren Sie das Öl im Dunkeln auf.

Achtung: Johanniskrautöl ist nicht unbegrenzt haltbar!

Das Johanniskrautöl wird im Licht angesetzt, um seine Wirkstoffe frei werden zu lassen. Aufbewahrt wird es dann allerdings im Dunkeln.

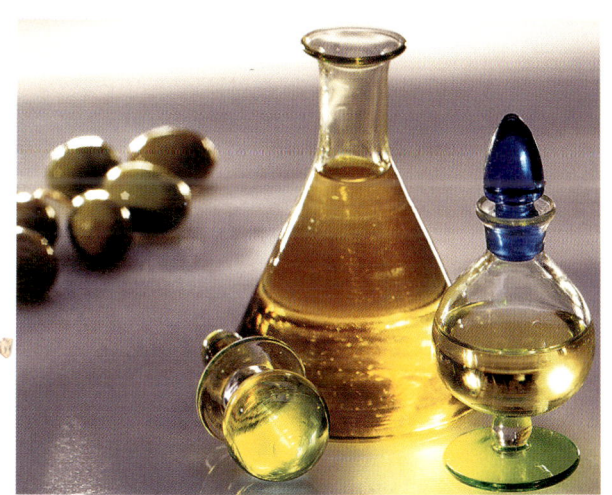

In einen schönen Flakon gefüllt, eignet sich aromatisiertes Johanniskrautöl auch hervorragend als Geschenk für eine liebe Freundin.

Anwendungen

Johanniskrautöl kann man sowohl äußerlich als auch innerlich anwenden. Auf der Haut aufgetragen hilft es, offene Verletzungen oder Brandwunden zu heilen, und lindert rheumatische Beschwerden.

Innerlich eingenommen, regt es die Gallenblasenfunktion an und begünstigt die Arbeit des gesamten Verdauungsapparats. Dazu nimmt man je nach Art der Beschwerden täglich 2- oder 3-mal einen Teelöffel des Öls vor den Mahlzeiten unverdünnt ein.

Das andere Gesicht des Alkohols: Schon früh wurde er als Heil- und Konservierungsmittel genutzt.

Johanniskrauttinktur

Tinkturen wurden bereits von den großen Ärzten der Antike hergestellt und gehören somit zu den ältesten Heilmitteln der Pflanzenheilkunde. Tinkturen werden aus Pflanzensubstanzen gewonnen, die man zu diesem Zweck in hochprozentigem Äthylalkohol einlegt. Solcherart gewonnene Tinkturen sind die Vorläufer der heutigen Arzneimittel, die in Tropfenform eingenommen werden. Von Paracelsus ist gesichert überliefert, dass er seine Patienten bereits mit Johanniskrauttinkturen behandelt hat.

Innerliche Anwendung

Eine Tinktur ist ein alkoholischer Auszug bestimmter Pflanzenteile. Die heilenden Wirkstoffe des Johanniskrauts werden dadurch potenziert und gleichzeitig konserviert. Innerlich eingenommen, dient der Alkohol als Trägersubstanz. Die Wirkstoffe gelangen nach der Einnahme über die Schleimhäute sofort ins Blut. Das erhöht die Wirksamkeit der konzentrierten Essenzen.

Im Körperinneren auftretende Infektionen, wie etwa eine Bronchitis, sind mit einer Tinktur zu behandeln, da deren Wirkungspotenzial wesentlich höher ist, als dies beispielsweise bei einem Tee der Fall ist. Auch bei Störungen im Verdauungstrakt sind Tinkturen empfehlenswert. Sehr bewährt haben sie sich bei der Bekämpfung von Spul- und Fadenwürmern im Darm.

Wer Johanniskrauttinktur zur Darmsanierung einnimmt, sollte eine begleitende Diät einhalten, um die Darmschleimhäute wieder zu regenerieren. Fragen Sie Ihren behandelnden Arzt oder Heilpraktiker nach einem für Sie geeigneten Speiseplan.

Zur Behandlung innerer Infektionen nehmen Sie täglich 2- bis 3-mal zu den Mahlzeiten 8 bis 10 Tropfen der Tinktur unverdünnt ein. Die Anwendung sollte mindestens 2, aber nicht länger als 4 Wochen dauern.

Äußerliche Anwendung

Äußerlich angewendet eignet sich Johanniskrauttinktur zur Behandlung von Hautunreinheiten, eitrigen Pickeln und Furunkeln. Dazu sollte man ein paar Tropfen der Tinktur auf einen Wattebausch geben und auf die betreffenden Stellen tupfen.

Johanniskrauttinktur kann man auch als Reinigungsmittel für fettige Haut verwenden. Wer sich oft in sauerstoffarmen oder verrauchten Räumen aufhält, kann die Tinktur kurmäßig zur Hautreinigung anwenden (siehe auch Seite 36).

Offene, blutende Wunden sollten nicht mit Johanniskrauttinktur behandelt werden, da der Alkohol zwar desinfizierend wirkt, die Schmerzen jedoch verstärken kann. In seltenen Fällen kann – als Reaktion auf diesen Schmerz – die Wundheilung dann auch hinausgezögert werden.

Johanniskraut als Tinktur wird auch zur Schönheitspflege und zur Hautreinigung eingesetzt. Auch Akne und eitrige Pickel heilen damit leichter ab.

Tinktur selbst herstellen

▶ **Zubereitung:** Zerkleinern Sie etwa 25 Gramm frische oder getrocknete Johanniskrautblüten und -blätter in einem Mörser. Lassen Sie die Droge dann 10 Tage lang in 100 Milliliter 70-prozentigem Äthylalkohol ziehen, der in Apotheken erhältlich ist. Zur Herstellung einer Tinktur darf keinesfalls Methylalkohol benutzt werden! Stellen Sie die Flüssigkeit an einen dunklen Ort, und schütteln Sie sie mehrmals täglich gut durch. Seihen Sie nach 10 Tagen die Pflanzenreste ab, und bewahren Sie die Tinktur an einem kühlen Ort in dunklen, gut verschlossenen Fläschchen auf. Da Alkohol konserviert, ist eine Tinktur mehrere Jahre lang haltbar.

Alkohol dient bei Heilmitteln als Trägersubstanz und Konservierungsstoff. Tinkturen oder Elixiere sind deswegen nahezu unbegrenzt haltbar.

Blütenelixier

Das Johanniskrautelixier wird im Gegensatz zur Tinktur nur aus den frischen oder getrockneten Blüten der Pflanze gewonnen, mit Cognac angesetzt und mit sehr gutem Rotwein gemischt. Elixier ist nur zur innerlichen Anwendung bestimmt.

▶ **Zubereitung:** Zerkleinern Sie etwa 25 Gramm Johanniskrautblüten in einem Mörser. Setzen Sie die

Achtung, Alkohol!

Alkoholgefährdete Menschen sollten unter keinen Umständen Johanniskrauttinktur zu sich nehmen. Auch von einer äußerlichen Anwendung ist abzuraten, da der Geruch des Alkohols durch die Nasenschleimhäute ins Gehirn steigt und alkoholisierende Nebeneffekte auslöst.

Kindern sollte die Tinktur ebenfalls nur bedingt zur innerlichen Anwendung verabreicht werden.

Blüten in 50 Milliliter gutem Cognac an, und bewahren Sie die Flüssigkeit 14 Tage lang in einer kleinen, hellen Glasflasche auf. Schütteln Sie die Essenz täglich mehrmals gut durch!

Füllen Sie den Auszug dann mit 50 Milliliter gutem Rotwein (möglichst aus ökologischem Anbau) auf, und bewahren Sie das Elixier wiederum 1 Woche an einem sonnigen Platz auf. Zum Abschluss gießen Sie das fertige Blütenelixier in eine dunkle Glasflasche.

Johanniskrautelixier eignet sich zur Kräftigung des Organismus nach längerer Krankheit, beruhigt die Nerven und stärkt den Kreislauf. Nehmen Sie 2-mal täglich vor den Mahlzeiten 10 Tropfen des Elixiers zu sich.

Johanniskrautpulver

Das zu Pulver zerriebene trockene Kraut verfügt über hoch konzentriertes Querzetin und ist pur eingenommen schnell wirksam gegen psychische Beschwerden. Pulver eignet sich zur raschen Behebung von akuten Stimmungstiefs und gilt als wertvolle Krebsprophylaxe, da es im Gegensatz zum Tee oder Öl über viele Flavonoide verfügt. Außerdem finden sich im Pulver wichtige, verdauungsfördernde Ballaststoffe.

Der Wirkstoff Hyperizin und die Gerbstoffe hingegen sind für den Körper in dieser Darreichungsform schlechter abbaubar.

Herstellung des Pulvers

Zerreiben Sie die getrockneten Blüten im Mörser zu feinem Pulver, und bewahren Sie dieses in einem irdenen Gefäß trocken auf. Das Pulver ist am wirksamsten, wenn es frisch zubereitet eingenommen wird.

Johanniskrautpulver schmeckt nicht besonders gut und ist schwer zu schlucken. Trinken Sie stets viel Flüssigkeit dazu, oder greifen Sie auf fertige Johanniskrautpastillen aus dem Reformhaus zurück.

Risiken und Nebenwirkungen von Fertigpräparaten

Seit der Wiederentdeckung des Johanniskrauts durch die Ärzteschaft hat sich auch die Pharmaindustrie auf das Heilkraut konzentriert. Dabei hat man es vor allem als wirksame Alternative zu synthetischen Psychopharmaka erforscht, woraufhin verschiedene Präparate hergestellt wurden. Seither boomt das Kraut – inzwischen sind alle möglichen Fertigpräparate zu bekommen, deren Wirksamkeit in vielen Fällen jedoch fraglich erscheint.

Auf dem Vormarsch

Vorbei sind die Zeiten, da die Heilpflanze nur von ganzheitlich orientierten Ärzten und Heilpraktikern verordnet wurde. Nicht nur Schulmediziner schätzen inzwischen das Wirkstoffpotenzial der vielseitigen Pflanze. Etliche der großen Pharmakonzerne führen Hyperikum im Sortiment und erforschen es weiter.

Das hat zweifelsohne Vorteile für die Patienten; dennoch ist Vorsicht angesagt. Mittlerweile sind nämlich auch Johanniskrautpräparate auf dem Markt, die mit zusätzlichen Substanzen angereichert wurden nach dem Motto: »Viel hilft viel.«

Dabei wird das Wirkungsspektrum der Heilpflanze nicht selten stark beeinträchtigt. Die überhöhten Preise dieser Präparate sind also keineswegs gerechtfertigt. Grundsätzlich gilt: Je weniger Zusatzstoffe neben dem Hyperikumextrakt in den Tabletten, Kapseln, Säften oder Tropfen enthalten sind, desto besser!

Dosierung

Die einzelnen Präparate unterscheiden sich erheblich in der Menge des enthaltenen Johanniskrautextrakts. Zudem haben sich die Hersteller noch auf keine verbindliche Dosierungsempfehlung einigen können.

Die Angaben sind völlig unterschiedlich und selbst für interessierte Laien verwirrend. So lautet z. B. die eine Empfehlung auf 0,30 Milligramm Gesamthyperizin pro Tag, während ein anderer Produzent eine tägliche Menge von 2,7 Milligramm angibt. Selbst Ärzte und Heilpraktiker sind oft überfordert, wenn sie genaue Dosierungsangaben machen sollen. Der

Patient muss also mehr oder weniger einen Eigenversuch unternehmen, um festzustellen, welche exakte Menge Hyperikum ihm gut bekommt.

Risiken ...

Johanniskraut ist im Wesentlichen gut verträglich, so dass auch höhere Dosierungen in der Regel keinen Schaden anrichten. Die Tagesration an Hyperizin sollte jedoch auf Dauer nicht über einem Milligramm liegen. Achten Sie deshalb auf die Angaben zur Gesamtmenge im Beipackzettel (allein sie ist relevant, nicht die Menge des Trockenextrakts!). Enthält eine Tablette beispielsweise 0,25 Milligramm, so heißt das, dass Sie vier bis fünf Einheiten pro Tag einnehmen dürfen. Grundsätzlich ist die Dosierung bei Tabletten oder Kapseln leichter zu kontrollieren und den individuellen Bedürfnissen anzupassen als bei flüssigen Präparaten.

... und Nebenwirkungen

Johanniskraut fördert die Lichtempfindlichkeit der Haut. In überhöhten Dosen eingenommen, kann es bei empfindlichen Menschen zu Pigmentstörungen kommen. Wer Johanniskraut einnimmt, sollte eine intensive Sonneneinstrahlung auf die Haut vermeiden bzw. sich mit Cremes mit hohem Lichtschutzfaktor vorbeugend schützen.

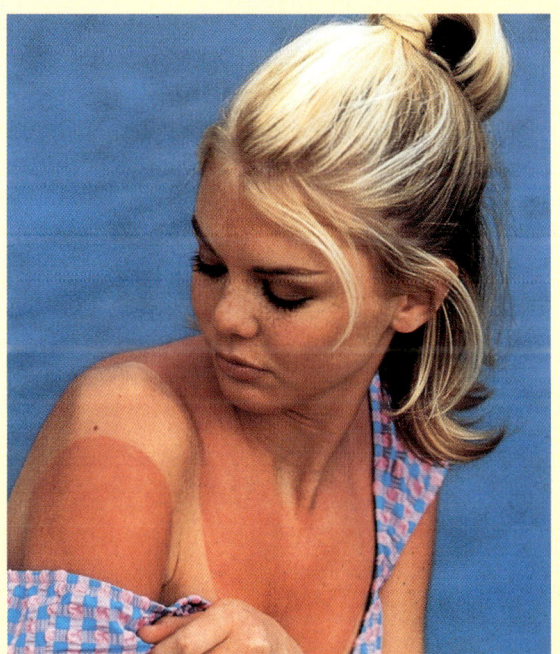

Achtung, Sonne – ein Zuviel davon kann höchst gefährlich sein. Johanniskrautöl hilft, den Schmerz beim Sonnenbrand zu lindern.

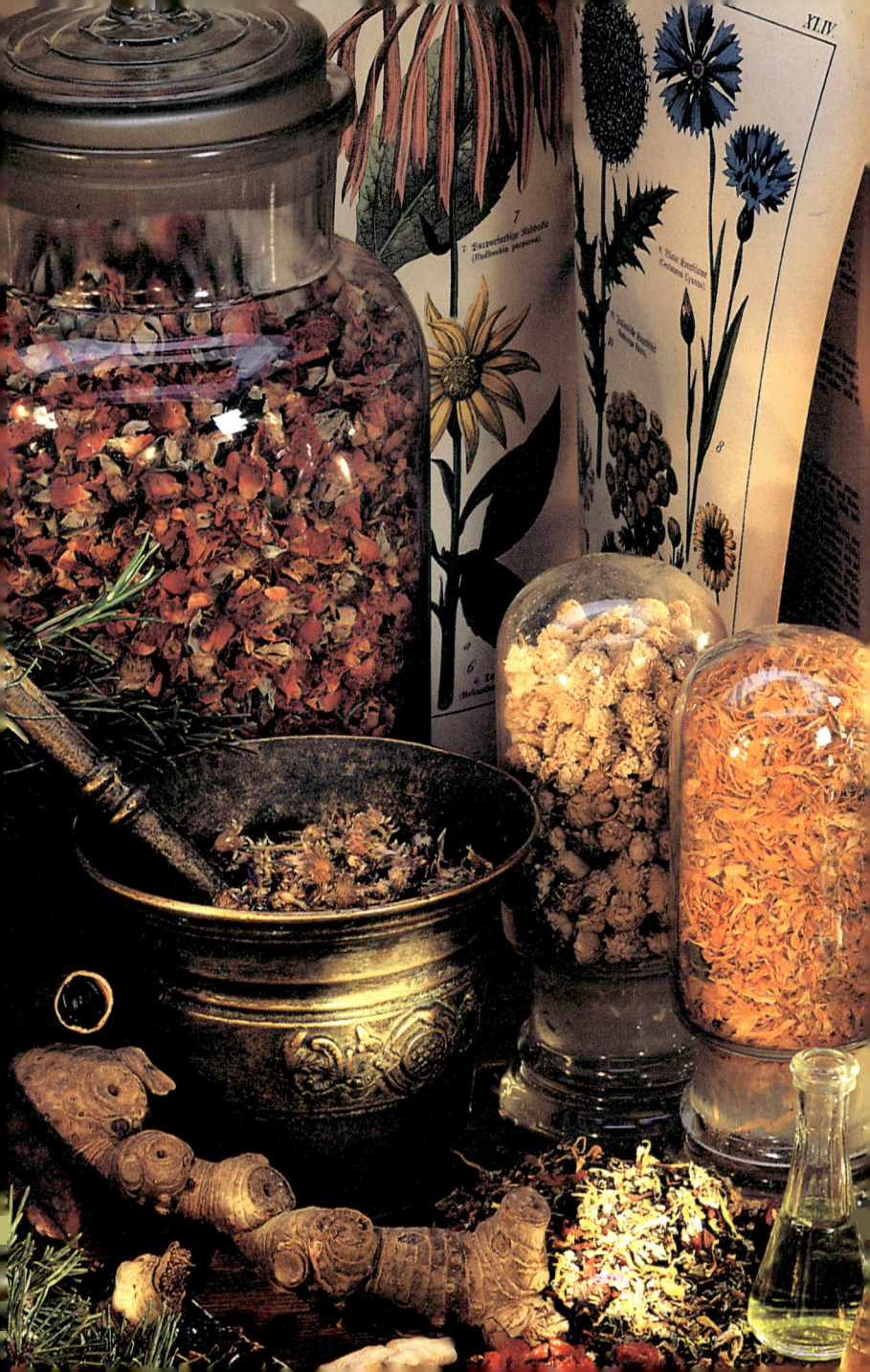

Johanniskraut & Co. – Heilrezepturen

Johanniskraut ist in seinen unterschiedlichen Darreichungsformen nicht nur pur eingenommen ein wirksames Hausmittel. In Kombination mit den heilenden Inhaltsstoffen bestimmter anderer Pflanzen oder Kräuter kann es sein Wirkungsspektrum sogar erweitern oder verstärken. Manche Beschwerden lassen sich leichter auskurieren, wenn man dem Organismus pflanzliche Kombinationspräparate zuführt. Heilteemischungen zählen dabei zu den Mitteln, die man selbst problemlos herstellen kann.

Verstärkte Wirkungskraft

In der Naturheilkunde und Volksmedizin wird das Johanniskraut seit jeher erfolgreich mit den unterschiedlichsten Kräutern kombiniert. Dabei haben sich die Pflanzenheilkundler und Pharmazeuten vorwiegend auf die beruhigenden und antidepressiven Eigenschaften sowie auf seine Heilkraft bei offenen Verletzungen konzentriert. Aus diesem Grund ist Hyperikum immer Bestandteil pflanzlicher Stimmungsaufheller, und nicht selten findet es sich auch in krampflösenden Präparaten – dann in Kombination mit Fenchel und Baldrian.

Kräuter können nicht beliebig zu Arzneien gemischt werden, auch wenn sie einzeln genommen eine ähnliche Wirkung haben. Bei manchen Mischungen würden sich die Inhaltsstoffe in ihrer Wirkung gegenseitig aufheben, bei anderen hingegen ergänzen sie sich optimal.

Hyperikum ist für seine beruhigenden und aufheiternden Eigenschaften bekannt. Deshalb findet sich dieser Wirkstoff in vielen pflanzlichen Kombipräparaten gegen Depressionen oder Überreizung.

So schön kann eine Hausapotheke sein – allerdings sollten Sie die Heilpflanzen immer luft- und lichtgeschützt aufbewahren.

Baldrian – für tiefen Schlaf

Baldrian gilt als das beruhigende Heilkraut schlechthin. Ebenso wie das Johanniskraut war es schon den Ärzten der Antike bekannt. Im Mittelalter glaubte man, mit Baldrian Hexen bannen und den Teufel austreiben zu können, außerdem galt es als wirksames Kraut gegen die Pest – eine Annahme, die sich nicht unbedingt als berechtigt erwiesen hat. Ein bekanntes Rezeptbuch aus dem 16. Jahrhundert empfahl überdies, in Gefahrensituationen eine Baldrianwurzel zu kauen, um durch den intensiven Mundgeruch böse Geister von sich fern zu halten.

Baldrian ist das gesündeste Schlafmittel schlechthin und macht auch nicht süchtig. Er fördert einen tiefen Schlaf, ohne die Konzentrationsfähigkeit zu beeinträchtigen.

Wirkstoffe

Baldrian enthält zahlreiche ätherische Öle und die so genannten Valerensäuren, die sich auf den Gehirnstoffwechsel auswirken. Forschungen haben ergeben, dass der Glukoseverbrauch im Gehirn unter Baldrianeinfluss deutlich sinkt, der Hirnstoffwechsel also auf Sparflamme schaltet. Bei Überreizung wirkt sich dieser Vorgang deshalb beruhigend auf das vegetative Nervensystem aus.

Die Wirkung des Baldrians lässt sich auch bei einer Messung der Gehirnströme ablesen. Das EEG (Elektroenzephalogramm) weist dann eine deutliche Verlagerung der für Stress typischen Beta-Wellen zugunsten der niederfrequenten Delta- und Theta-Wellen auf.

Wissenschaftler fanden außerdem heraus, dass die Bitterstoffe des Baldrians den Abbau von GABA (Gamma-Aminobuttersäure) hemmen. GABA ist ein Neurotransmitter, der sich an einem Drittel aller Nervenübergänge befindet und dessen Mangel Angstzustände auslösen kann.

Baldrian wird daher vorwiegend zur Nervenberuhigung und Förderung eines gesunden Schlafs eingesetzt. Ein wesentlicher Vorteil der Pflanze liegt darin, dass sie zwar langfristig beruhigt, die Konzentrationsfähigkeit jedoch nicht mindert.

Baldrian und Johanniskraut

Sowohl Johanniskraut als auch Baldrian beeinflussen den Gehirnstoffwechsel, indem sie den Haushalt der Neurotransmitter (Botenstoffe) regulieren. Die beiden Heilpflanzen sind jedoch für jeweils unterschiedliche Neurotransmitter zuständig. Dadurch spielen sie eine wichtige Rolle bei der Signalübertragung von einer Hirnzelle zur anderen. Die Kombination beider Heilpflanzen ermöglicht es deshalb, angespannte Nerven allmählich wieder in ihr natürliches Gleichgewicht zu bringen. Häufig werden damit auch Angstsyndrome abgebaut.

Seit etwa zehn Jahren werden groß angelegte Studien zur Wirksamkeit von Baldrian-Johanniskraut-Kombinationen geführt. Sie beweisen, dass diese Heilkräutermischung nicht nur bei nervösen Beschwerden langfristig wirksam ist, sondern auch die Stimmung heben kann, da sie keine dämpfende Nebenwirkungen hat.

Baldrian und Johanniskraut beeinflussen den Gehirnstoffwechsel. Man wird ausgeglichener und reagiert weniger gereizt auf Stress.

Baldrian-Johanniskraut-Tee

● Mischen Sie 20 Gramm Johanniskraut, 20 Gramm Baldrianwurzeln und 10 Gramm Orangenblüten. Übergießen Sie 2 Teelöffel dieser Mischung mit 1 Tasse siedendem Wasser. Den Tee 10 Minuten zugedeckt ziehen lassen und dann abseihen.

● Trinken Sie täglich 2 Tassen davon, die letzte kurz vor dem Schlafengehen.

Efeu – für gesunde Gefäße

Efeu hat sich medizinisch in der Therapie bei Arteriosklerose, erhöhten Cholesterinwerten und krampfartigem Husten bzw. Keuchhusten bewährt. In der Volksmedizin gilt Efeu darüber hinaus als Therapeutikum bei der Behandlung von Nieren- und Gallenblasen-

Efeu ist ein seit alters bekanntes wirksames Heilmittel, das allerdings vorwiegend in Kombination mit anderen pflanzlichen Substanzen verabreicht wird.

Efeu-Johanniskraut-Wundsalbe

● Mischen Sie 20 Gramm frische (!) Efeublätter und 30 Gramm Johanniskraut, und kochen Sie die Kräuter 5 Minuten lang in 100 Milliliter süßem Mandelöl. Lassen Sie den Sud daraufhin etwa 1/2 Stunde ziehen. Fügen Sie dann 100 Gramm Lebertran und 20 Gramm geschmolzenes Bienenwachs hinzu. Verrühren Sie die Mischung so lange, bis keine Klumpen mehr sichtbar sind. Kühl aufbewahren.

● Bei Bedarf können Sie diese Wundsalbe bis zur Abheilung der Wunde täglich dünn auftragen.

beschwerden. Äußerlich angewandt, ist er ein wirksames Heilmittel gegen Fußpilz und stark fettende Kopfhaut mit Schuppen.

Wirkstoffe

Die Blätter des Efeus enthalten wertvolle Inhaltsstoffe, seine Beeren hingegen sind giftig. Zu den wichtigsten heilenden Substanzen der Blätter gehören die entzündungshemmenden Saponine und Alkaloide.

Efeu ist auch reich an Jod, das für die gleichmäßige Funktion der Schilddrüse notwendig ist. Wissenschaftlich nachgewiesen sind der krampf- und schleimlösende Effekt der Heilpflanze sowie seine desinfizierende und daher wundheilende Wirkung.

Efeu und Johanniskraut

Gemeinsam mit Johanniskraut eignet sich diese Mischung bestens dazu, die Abheilung von Wunden zu fördern und einer starken Narbenbildung vorzubeugen. Efeu-Johanniskraut-Salben sind auch bei der Nachbehandlung von Narben gut einsetzbar.

Hyperikum hat eine stark blutstillende und desinfizierende Eigenschaft, die mit den entzündungshemmenden Saponinen des Efeus bei der Behandlung erkrankter Hautstellen optimal zusammenwirkt.

Fenchel – harntreibend und entblähend

Schon in der Antike war der Fenchel als harntreibendes Mittel geschätzt, das man ob seiner krampflösenden Wirkung auch gegen Blähungen und Koliken verschrieb. Kräuterkundler empfahlen Fenchelanwendungen sogar bei Hunde- und Schlangenbissen. Pfarrer Kneipp schätzte den Fenchel vor allem wegen seiner darmberuhigenden Eigenschaften und behandelte Störungen des gesamten Verdauungsapparats mit dieser Heilpflanze.

Der Fenchel ist ein Doldengewächs, bei dem sowohl die Samen (Gewürz und Tee) als auch die Früchte verwendbar sind und heilende Wirkungen haben.

Fenchel-Johanniskraut-Tee

● Mischen Sie Fenchel und Johanniskraut zu gleichen Teilen. Übergießen Sie 1 Esslöffel der Mischung mit kochendem Wasser, und lassen Sie den Ansatz 10 Minuten ziehen. Anschließend abseihen.

● Trinken Sie im Rahmen einer 4-Wochen-Kur 3-mal täglich – jeweils zu den großen Mahlzeiten – 1 Tasse dieses Tees.

Bei Tee aus Fenchelsamen ist es wichtig, die Samen vorher ein wenig zu quetschen oder zu stoßen, damit sich die ätherischen Öle herauslösen können.

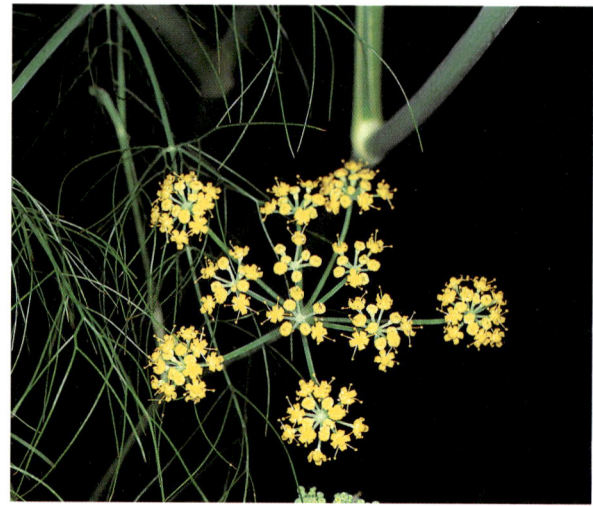

Wirkstoffe

Fenchel ist reich an ätherischen Ölen, wobei das Anethol in den getrockneten Samen überwiegt. Anethol regt die Funktion der Schleimhäute an und hat eine antibiotische Wirkung. Auch die krampflösenden Eigenschaften sind diesem ätherischen Öl zu verdanken.

Fenchel gilt seit alters als Heilmittel bei Blähungen und Darmkrämpfen. Durch Johanniskraut wird diese entblähende Wirkung noch verstärkt.

Fenchel hat sich bei der Behandlung von inneren Infektionen wie Bronchitis oder Darmentzündungen sowie bei Darmkoliken von Säuglingen bewährt.

Fenchel und Johanniskraut

Der hohe Gehalt an ätherischen Ölen, wie man ihn besonders in getrockneten Fenchelsamen findet, ergänzt die beruhigende Wirkungspalette des Johanniskrauts vor allem bei Magen- und Darmbeschwerden. Sofern die Beschwerden nervöser Natur sind, kann mit einer Fenchel-Johanniskraut-Kombination eine nachhaltige Heilwirkung erzielt werden.

Frauenmantel – gegen Frauenleiden

Frauenmantel wird, wie sein Name schon andeutet, in der Volksmedizin gegen typische Frauenbeschwerden wie Unterleibsentzündungen, Menstruationsstörungen, Ausfluss und Brustdrüsenentzündungen eingesetzt. In der modernen Pflanzenheilkunde ist er nur selten als Einzelwirkstoff zu finden, dafür jedoch Bestandteil von verschiedenen Teemischungen.

Zum Thema Menstruations-beschwerden siehe auch die Ausführungen auf Seite 92ff.

Wirkstoffe

Die Heilpflanze ist reich an Gerbstoffen und Flavonoiden. Die Gerbstoffe tragen dazu bei, die Ausbreitung bestimmter Bakterien zu verhindern, und stärken die Zellen, weshalb Frauenmantel auch in der Unterleibskrebsprophylaxe eine bedeutende Rolle spielt. Die Flavonoide in dieser Pflanze wiederum schützen die Blutgefäße und begünstigen dadurch die Durchblutung des Unterleibs. Deshalb wird Frauenmantel auch bei Schwangeren eingesetzt, um Fehlgeburten vorzubeugen. Das Kraut eignet sich außerdem zur Unterstützung der Therapie akuter Durchfallerkrankungen und von Magen-Darm-Störungen.

Frauenteemischung

● Mischen Sie getrocknete Frauenmantelblätter, Johanniskraut und Beifuß zu gleichen Teilen, und brühen Sie 2 Teelöffel davon mit 1 Tasse heißem Wasser auf. Lassen Sie den Tee 5 Minuten ziehen, anschließend abseihen.

● Beginnen Sie etwa 1 Woche vor Ihrer Periode mit der Frauenmantel-Johanniskraut-Kur. Die empfohlene Tagesration liegt bei 3 Tassen täglich.

Frauenmantel und Johanniskraut

Die beiden Heilkräuter wirken zusammen am besten bei der Therapie von Störungen der weiblichen Monatsblutung. Bei einer zu schwachen Periode hat sich eine Mischung aus Frauenmantel, Johanniskraut und Beifuß bewährt (siehe Seite 45). Da das Johanniskraut seine beruhigenden Eigenschaften entfaltet, wirkt eine Kombination der beiden Heilpflanzen auch gegen starke Unterleibskrämpfe während der Menstruation.

Hopfen schläfert ein und beruhigt das Nervensystem. In Kombination mit Johanniskraut hilft er, schwere nervöse Beschwerden auszukurieren.

Hopfen – beruhigend und entspannend

Die beruhigende Wirkung des Hopfens war schon den Römern bekannt, allerdings bevorzugten sie ihn, frisch zubereitet, als Gemüsegericht und nicht in seiner bitteren Form als Tee. In der Volksmedizin wird Hopfen – nicht nur im Bier – seit jeher als schlafförderndes Mittel und zur Beseitigung von schlechter Laune angewendet. Bekannt ist auch seine positive Wirkung bei leichten Depressionen und nervösen Beschwerden. Hopfen beruhigt das Nervensystem.

Wirkstoffe

Hopfenzapfen enthalten als Hauptwirkstoffe Harze mit Bitterstoffen, Flavonoide, ätherische Öle, Gerbstoffe und Mehrfachzucker. Die Bitterstoffe Humulon und Lupulon regen den Appetit an und beruhigen nervöse Magenwände.

Auch das ätherische Öl Methylbutenol wirkt stark beruhigend auf die Nerven und entfaltet seine besänftigende Wirkung vor allem in Badeanwendungen und Schlafkissen.

Die im Hopfen enthaltenen Mehrfachzucker wirken ähnlich wie das weibliche Hormon Östrogen und lindern deshalb Wechseljahrebeschwerden wie Hitzewallungen, Schweißausbrüche und sexuelle Funktionsstörungen. Die Flavonoide im Hopfen wiederum sind ein wirksames Therapeutikum gegen sexuelle Zwangsvorstellungen und Ängste sowie vorzeitigen Samenerguss beim Mann.

Hopfen und Johanniskraut

Die beiden Heilpflanzen ergänzen sich ideal, zumal die entspannende Substanz Hyperizin des Johanniskrauts gemeinsam mit Hopfen eine verstärkte Wirkung zeigt. Die Kombination hat sich deswegen auch bei der Behandlung nervös bedingter Ängste und psychisch bedingter Schlafstörungen bewährt.

Zu den Einschlafmitteln der ersten Wahl gehören Hopfen-Johanniskraut-Tee und Schlafkissen, denen man noch zusätzlich Lavendelblüten beigibt.

Ein Kissen aus Hopfen, Johanniskraut und Lavendel wirkt vor allem über seine aromatischen Düfte beruhigend auf das Nervensystem und fördert so einen gesunden und erholsamen Schlaf.

Schlafkissen selbst fertigen

● Nähen Sie sich ein Kissen aus feinem Leinen mit einer Kantenlänge von etwa 15 mal 15 Zentimeter. Eine Seite versehen Sie mit einem Reißverschluss. Mischen Sie 30 Gramm Hopfenzapfen, 20 Gramm Johanniskraut und 20 Gramm Lavendelblüten, und stopfen Sie diese Mischung in das Säckchen, bis es prall gefüllt ist.

● Legen Sie das Säckchen direkt unter Ihr Kopfkissen. Die beruhigenden ätherischen Öle der Heilpflanzen werden nach und nach freigesetzt und erleichtern das Einschlafen.

● Nach etwa 1 Monat sollten Sie das Säckchen mit neuen Kräutern auffüllen.

Kamille – sprichwörtlich mild

Kamille galt schon bei den Griechen als bedeutendes Heilkraut, mit dem man alle möglichen Beschwerden zu kurieren versuchte. Nach allem, was man heute von dieser Pflanze weiß, dürften sie sogar einigen Erfolg bei ihren Bemühungen gehabt haben. Die Volksmedizin bedient sich der Kamille vor allem bei der Behandlung von Atemwegserkrankungen und bei funktionalen Störungen des Verdauungsapparats. Naturheilärzte verwenden sie auch, um innere Entzündungen wie etwa Gastritis, grippale Infekte oder Rachenentzündungen zum Abheilen zu bringen.

Die Kamille gehört zu den ältesten Heilmitteln der Menschheit. Ihre Inhaltsstoffe wirken krampflösend und entzündungshemmend.

Äußerlich angewendet hat sich die Heilpflanze mit ihren entzündungshemmenden Eigenschaften zur Linderung von Bindehautentzündungen bewährt.

Wirkstoffe

Kamille ist reich an ätherischen Ölen, vor allem dem Azulen, das auch für den bekannten Duft der Pflanze verantwortlich ist. Die ätherischen Öle wirken bei innerlicher und äußerlicher Heilanwendung entzündungshemmend.

Außerdem enthält Kamille wie andere Heilpflanzen auch Flavonoide, die eine krampflindernde Wirkung haben. Extrakte der Pflanze eignen sich deshalb, um von Blähungen verursachte Darmkrämpfe oder Koliken im Gallenblasen- und Nierenbereich zu lösen. Kamille ist auch hilfreich bei schmerzhafter Regelblutung.

Zumal sich die ätherischen Öle der Kamille bei der Teezubereitung rasch verflüchtigen – etwa die Hälfte der Gesamtmenge bleibt erhalten –, diese aber die stärkste Heilwirkung haben, empfiehlt es sich, Kamille als fertiges Extrakt oder als Tinktur in der Apotheke zu kaufen.

Kamille und Johanniskraut

Die Kamille zählt zu den Heilpflanzen, die sehr gut in Kombination mit anderen wirken. Ihre entzündungslindernden Eigenschaften entfaltet sie besonders gut, wenn sie mit den beruhigenden heilenden Wirkstoffen des Johanniskrauts gemeinsam zum Einsatz kommt. Besonders bei der Behandlung von Gastritis hat sich diese Mischung bewährt, da Magenschleimhautentzündungen nicht selten psychische Ursachen haben oder auf eine akute nervöse Daueranspannung zurückgehen.

Kamillen-Johanniskraut-Tee

● Mischen Sie getrocknete Kamillenblüten und Johanniskraut zu gleichen Teilen. Übergießen Sie 3 Teelöffel der Kräutermischung mit kochendem Wasser. Lassen Sie den Tee zugedeckt 6 Minuten ziehen, und seihen Sie ihn dann ab.

● Zur Ausheilung von nervös bedingter Gastritis trinken Sie mindestens 2 Wochen lang täglich 3 bis 4 Tassen dieses Tees lauwarm in kleinen Schlucken.

Kamilleninhalation

● Mischen Sie 2 Esslöffel Kamillenblüten mit 1 Esslöffel Johanniskraut in einem Topf oder einer Schüssel, und übergießen Sie die Kräuter mit 1/2 Liter kochendem Wasser. Lassen Sie das Ganze 10 Minuten ziehen. Beugen Sie sich dann über die Schüssel, und bedecken Sie Ihren Kopf mit einem Handtuch. Atmen Sie die Dämpfe etwa 5 bis 10 Minuten ein.

● Bei Bronchitis täglich 2-mal wiederholen. Die Anwendung eignet sich auch zur Porenreinigung bei fettiger Haut.

Kamillendampfbäder helfen gegen Entzündungen der Atemwege und besänftigen zugleich entzündete Hautpartien.

Melisse – gegen Krämpfe und Stress

Ein Vollbad mit Melissenzusatz hat eine wunderbar entspannende und beruhigende Wirkung.

Ärzte zur Römerzeit empfahlen die Melisse bereits als Heilmittel gegen hypochondrische und hysterische Beschwerden. Sie unterstellten ihr damit allerdings eine Wirkung, die heute so nicht bestätigt werden kann. Die Ärzte des Orients setzten die Heilpflanze gezielter ein. Serapion (850–900 n. Chr.) beschrieb ihre heilenden Eigenschaften folgendermaßen: »Herzleiden, die aus Melancholie oder Phlegma herrühren, werden beseitigt und Trübsinn und Kummer hinweggenommen.« Ähnlich argumentierte die heilige Hildegard von Bingen (1098–1179). Für sie war die Melisse das »Bienenauge, das durch die Wärme die Milz angreift und das Herz freudig macht«.

Wissenschaftliche Forschungen haben inzwischen nachgewiesen, dass die Wirkstoffe der Melisse auf das limbische System des Gehirns wirken und es in die Lage versetzen, die Psyche vor Reizüberflutungen zu schützen. Melisse verstärkt also den Reizschutzfilter der Psyche.

Eine Zeit lang waren es hauptsächlich Männer, die Ärzte und Heilpraktiker, die für die Gesundheit zuständig waren. Inzwischen gibt es mehr und mehr Frauen in der Medizin, und auch alternative Heilmethoden gewinnen mehr und mehr Akzeptanz.

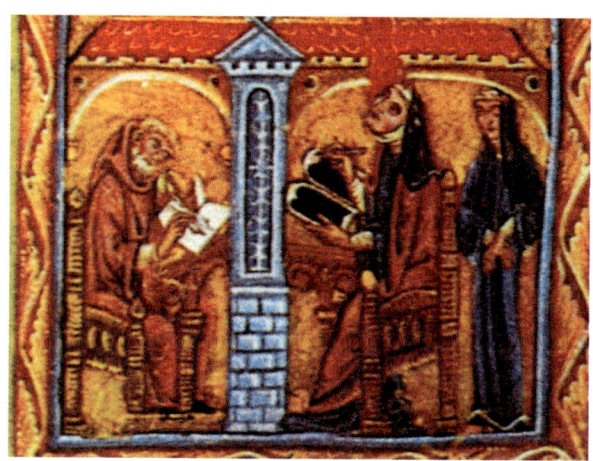

Antistresstee

● Mischen Sie getrocknete Melissenblätter, Johanniskraut und Rosmarin zu gleichen Teilen. Übergießen Sie dann 3 Esslöffel der Mischung mit 1 Liter kochendem Wasser. Lassen Sie den Tee 10 Minuten ziehen, dann in eine Kanne abseihen.

● Als Antistressmedizin eingenommen, sollte der Kanneninhalt auf den Tag verteilt getrunken werden. Melissentee pur oder mit Johanniskraut gemischt eignet sich auch als Abendtee. Etwa 1 Stunde vor dem Schlafengehen 1 Tasse heiß trinken.

Stressgeplagte sollten jeden Abend vor dem Schlafengehen eine Tasse heißen Melissentee trinken. Dies fördert einen erholsamen, tiefen Schlaf.

Wirkstoffe

Das Heilkraut enthält Gerb- und Bitterstoffe sowie hochwertige ätherische Öle. Letztere sind für die krampflösenden Eigenschaften der Pflanze verantwortlich. Die Gerbstoffe haben eine stärkende Wirkung auf das Herz und wirken zudem entzündungshemmend und antibiotisch. Die Bitterstoffe schließlich wirken appetitanregend und helfen bei einem nervösen Magen.

Melisse und Johanniskraut

Mit der Kombination von Melisse und Johanniskraut erhält man ein überaus vielseitiges und wirksames Mittel gegen Stress und Reizüberflutung. Die Wirkung dieser beiden Heilpflanzen wird bei Stresssyndromen sogar noch erhöht, wenn man sie gemeinsam mit Rosmarin (siehe Seite 55f.) anwendet. Melisse drosselt den Reizzufluss zum Gehirn, Johanniskraut wirkt beruhigend auf die Nerven und hilft Ängste abzubauen, Rosmarin stärkt das mit Stresshormonen bombardierte Herz-Kreislauf-System und fördert den reduzierten Appetit.

Pfefferminze – für Kopf und Magen

Dieses duftende Heilkraut ist ebenfalls schon seit der Antike für seine wirksamen Inhaltsstoffe bekannt. Hippokrates und Paracelsus rühmten die ätherischen Öle der Pfefferminze und setzten sie vor allem gegen Krämpfe und Kopfschmerzen ein.

In der Volksmedizin gehört sie zu den gebräuchlichsten Heilmitteln. Pfefferminze findet sich in fast jeder Hausapotheke und wird noch heute bei Magenschmerzen, Übelkeit, Erbrechen, Nervosität und Gebärmutterkrämpfen mit großem Erfolg eingesetzt.

Wer sich in homöopathischer Behandlung befindet, darf keine Pfefferminze zu sich nehmen. Sie hebt nämlich die Wirkung der Heilmittel auf.

Wirkstoffe

Pfefferminze ist reich an Menthol, das auch Pfefferminzbonbons und Kaugummis ihren typischen Geschmack verleiht und sogar in dieser Form seine heilende Wirkung entfaltet, etwa bei Übelkeit. Menthol wirkt stark krampflösend, schmerzlindernd und leicht betäubend.

Neueste Forschungen der Universität Kiel haben ergeben, dass Pfefferminzöl Kopfschmerzen beseitigt und bei manchen Patienten sogar Migräne zu lindern vermag. Die Heilpflanze enthält außerdem die Blut kräftigenden

---

Achtung!

So heilsam die Pfefferminze auch ist – sie sollte nicht über einen längeren Zeitraum eingenommen werden. Die beiden Enzyme Peroxidase und Katalase sowie das Menthol können bei Überdosierung giftig sein. Grundsätzlich gilt: Erwachsene sollten täglich maximal 3 Gramm, Kinder nicht mehr als 2 Gramm Pfefferminze zu sich nehmen.

Erkältungstee

● Mischen Sie 20 Gramm Johanniskraut und 10 Gramm möglichst frisch gepflückte Pfefferminzblätter. Übergießen Sie 2 Teelöffel davon mit 1 großen Tasse siedendem Wasser. Der Tee sollte 8 Minuten ziehen und wird dann abgeseiht.

● Trinken Sie täglich 3 Tassen davon. Inhalieren Sie dabei auch die Dämpfe des Tees, damit das Menthol der Minze direkt in die Bronchien gelangt.

In den arabischen Ländern werden auch dem schwarzen Tee gern ein paar frische Pfefferminzblätter beigemischt.

und das Immunsystem stärkenden Enzyme Peroxidase und Katalase, die weiße und rote Blutkörperchen bei ihrer Arbeit unterstützen. Pfefferminze ist zudem reich an verdauungsfördernden Bitterstoffen und den lebenswichtigen Mineralien Kalium und Kalzium, die der Körper für die Regulierung des Wasserhaushalts braucht. Außerdem liefern frisch gepflückte Pfefferminzblätter beachtliche Mengen an den B-Vitaminen Riboflavin, Niazin und Folsäure. Auf das Gehirn wirken diese Biostoffe leicht anregend. Deshalb ist die Pfefferminze auch ein ideales Mittel, um Konzentrationsschwäche zu bekämpfen oder bei nervöser Zerstreutheit Abhilfe zu schaffen.

Pfefferminze und Johanniskraut

Kombinationen aus Johanniskraut und Pfefferminze eignen sich vor allem zur Behandlung von schweren Erkältungskrankheiten. Das Johanniskraut wirkt antibiotisch und schmerzhemmend, die ätherischen Öle der Minze entkrampfen die Wände der oberen Atemwege und lindern Kopfschmerzen. Vieles scheint außerdem darauf hinzudeuten, dass die Flavonoide des Johanniskrauts die Wirkungen des Menthols strecken können.

Ringelblume – für die Haut

Die Ringelblume oder Calendula ist in der Volksmedizin als wirksames Heilmittel bei Akne, pilzbedingten Hautkrankheiten, schlecht heilenden Wunden und Ekzemen bekannt und mittlerweile auch beliebter Bestandteil vieler Kosmetikprodukte.

In der ganzheitlichen Medizin verwendet man Calendula zunehmend auch in der Therapie von Arteriosklerose und Hautkrebsleiden.

Die Kosmetikindustrie hat Calendula schon lange als Hauptbestandteil in viele Schönheitsprodukte aufgenommen. Calendula beruhigt die Haut und beugt Entzündungen vor.

Wirkstoffe

In der Ringelblume finden sich entzündungshemmende Saponoside und wertvolle Karotinoide. Diese sind die pflanzliche Vorstufe des Vitamin A, das für gesunde Haut, Sehkraft und ein intaktes Immunsystem mitverantwortlich ist. Die Karotinoide in der Pflanze entfalten ihre heilende Wirkung vor allem dann, wenn die Ringelblume zu Salben verarbeitet wird. Ihre hochwertigen Fettsäuren begünstigen diese Anwendungsform.

Wenn Sie Öle kaufen, achten Sie darauf, dass die Pflanzen möglichst aus biologisch-dynamischem Anbau stammen, sonst müssen Sie befürchten, mit den gesunden Wirkstoffen auch Unmengen von Pestiziden zu konsumieren.

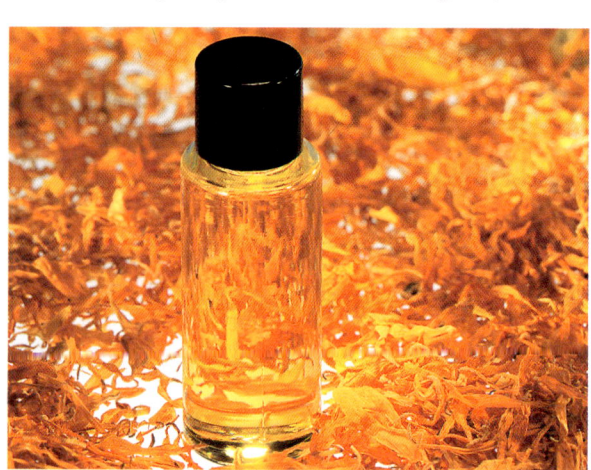

Hautcreme

● Lassen Sie 1 Hand voll getrocknete Ringelblumen-blüten in 100 Milliliter Olivenöl aufkochen. Pressen Sie dann den Blütensatz gut aus. Rühren Sie 20 Gramm Bienenwachs darunter, und fügen Sie der Mischung 5 Tropfen Johanniskrautöl hinzu. Geben Sie das Ganze in ein größeres, dunkles Glas, und lassen Sie die fertige Creme an einem kühlen Ort erstarren.

● Die Hautcreme eignet sich zur Nagelpflege, zum Ein-reiben trockener Hautstellen und zur Nachbehandlung von schlecht heilenden Narben.

Die Heilpflanze enthält ätherische Öle, die antimyko-tisch, also pilztötend, wirken, und so genannte Poly-saccharide, Mehrfachzucker, die Ringelblumenessenzen zu einem wirksamen Mittel bei Insektenstichen machen.

Ringelblume und Johanniskraut

Die beiden Heilpflanzen können als Tee gemeinsam zur innerlichen Anwendung kombiniert werden, wobei beide ihre entzündungshemmenden Eigenschaften gut entfalten. Ringelblume kann zudem Johanniskraut-essenzen zugefügt werden, wenn diese zur äußerlichen Anwendung bestimmt sind, z. B. zur Behandlung von of-fenen Wunden, Insektenstichen oder Verbrennungen.

Ein Aufguss aus Ringelblumen eignet sich auch zum Mund-spülen und Gur-geln bei Entzün-dungen der Mund- und Rachenschleim-häute.

Rosmarin – gegen Erschöpfung

Rosmarin wurde schon in der antiken Mythologie als Götterkraut verehrt, das ewiges Leben schenkte. Auf-grund seiner kampferartigen Öle wird es in der Volks-medizin zur Anregung des Herz-Kreislauf-Systems

> ## Rosmarinwein
>
> ● Geben Sie 20 Gramm frische oder getrocknete Rosmarinblätter in 1 Liter trockenen Rotwein (möglichst aus ökologischem Anbau). Lassen Sie die Mischung 5 Tage lang in einer dunklen, gut verkorkten Flasche ziehen, dann abseihen.
>
> ● Zur Herzstärkung trinken Sie täglich 1 bis 2 Likörgläser des Rosmarinweins, abwechselnd mit Johanniskrauttee.

eingesetzt; darüber hinaus wirkt es stärkend bei Erschöpfungszuständen. Die Inhaltsstoffe des immergrünen Strauchs regen zudem den Appetit an.

In der italienischen Küche ist Rosmarin seit jeher ein beliebtes Gewürz. Seine ätherischen Öle entfalten dort auch in geringen Dosen ihre heilende Wirkung.

Wirkstoffe

Das Heilkraut ist reich an stärkenden ätherischen Ölen, wie Borneol, Cineol, Kampfer und Pinen. Außerdem enthält es wertvolle Mineralien und Spurenelemente wie Kalzium und Eisen sowie einen beachtlichen Anteil an Vitamin C.

Die ätherischen Öle regen die Verdauungsfunktion vor allem der Gallenblase an und stabilisieren den Kreislauf. Rosmarin eignet sich deswegen auch zur Kräftigung bei Angina pectoris oder nach einem Herzinfarkt.

Rosmarin und Johanniskraut

Eine Mischung aus Rosmarin und Johanniskraut eignet sich besonders dann, wenn nervöse Erschöpfung mit psychosomatischen Kreislaufstörungen behandelt werden soll. Die Wirkstoffe des Johanniskrauts beruhigen den Organismus und fördern das innere Gleichgewicht. Rosmarin setzt die kräftigenden Inhaltsstoffe frei und verhilft dem Nervensystem damit zu mehr Stabilität.

Safran – rot und teuer

Das ursprünglich aus Vorderasien stammende Gewürz wird in China noch heute als Mittel zur Herzstärkung eingesetzt. Die indische Gesundheitslehre Ayurveda schätzt seine anregende, energiespendende Wirkung. Safran fördert die Aufnahme- und Konzentrationsfähigkeit, verursacht aber keine nervöse Erregung. Die rostroten Fäden dürften das teuerste Gewürz der Welt sein. Es wird vor allem bei hochwertigen Fisch- und Gemüsegerichten eingesetzt. Der vermutlich beste Safran wird heute in Spanien und Marokko angebaut.

Safran zählt zu den teuersten Gewürzen der Erde, weil tausende Blüten geerntet werden müssen, um wenige Gramm reinen Safran zu erhalten.

Wirkstoffe

Safran enthält den Bitterstoff Krozin, der ihm auch seine typische orangerote Farbe verleiht. Die Bitterstoffe regen die Verdauung an und fördern die Tätigkeit der Gallenblase. Außerdem finden sich in den Pflanzenfäden ätherische Öle wie das Safranal, das die Magensaftsekretion ankurbelt.

Safran weist zudem einen hohen Gehalt an B-Vitaminen auf – allen voran Riboflavin, das wesentlich bei der Therapie von Konzentrationsschwäche, Lichtempfindlichkeit und Muskelschwäche benötigt wird.

Stärkungstee

- Mischen Sie 50 Gramm Johanniskraut, 10 Gramm Safranfäden und 20 Gramm Lavendelblüten. Übergießen Sie 2 Teelöffel dieser Mischung mit 1 großen Tasse siedendem Wasser. Lassen Sie den Tee 5 Minuten ziehen, dann abseihen.
- Trinken Sie täglich mindestens 2, besser 3 Tassen davon. Die Kur sollte insgesamt 3 bis 4 Wochen dauern.

Safran und Johanniskraut

Die beiden Heilkräuter ergänzen sich bei der Behandlung von Erschöpfungszuständen, Überreizung und Stresssyndromen mit psychischen Störungen. Bei Magenträgheit und organisch bedingter Herzschwäche oder allgemeinen Schwächezuständen, etwa nach längerer Krankheit, haben sich Safranfäden in Kombination mit Johanniskraut und Lavendelblüten bewährt.

Salbei – gegen Entzündungen

Als Hausmittel bei Halsentzündungen hat der bitter schmeckende Salbeitee hierzulande eine lange Tradition. In den Mittelmeerländern dagegen werden mit Salbei auch zahlreiche Speisen verfeinert.

Der seit der Antike ob seiner entzündungsmildernden Eigenschaften bekannte Salbei wird in der Volksmedizin vor allem gegen akute Halskrankheiten und grippale Infekte eingesetzt. Salbei ist vielfältig verwendbar, innerlich eingenommen als Tee, bei Mund- und Rachenentzündungen zum Gurgeln und als Pulver oder Tinktur zur äußerlichen Behandlung.

Wirkstoffe

Der bittere Duft dieser Heilpflanze geht auf ihre ätherischen Öle zurück. Diese haben eine außerordentlich entzündungshemmende und teilweise auch antibiotische Wirkung.

Die im Salbei enthaltene Rosmarinsäure unterstützt diese Eigenschaften, indem sie bei Entzündungen die betroffene obere Zellschicht abdichtet und damit das Gewebe vor weiterer Sekretion schützt, was wiederum den Heilungsprozess beschleunigt.

Die Karnosolsäure und das Karnosol schützen gemeinsam mit anderen Biostoffen die Zellen vor Oxidation, also vor Zerstörung durch freie Radikale.

Salbeitee

- Übergießen Sie 1 Esslöffel frische oder getrocknete Salbeiblätter mit 1 Tasse kochendem Wasser. Lassen Sie den Tee 10 Minuten ziehen, dann abseihen.
- Frauen mit akuten Beschwerden in den Wechseljahren sollten täglich 2 Tassen Salbeitee abwechselnd mit 2 Tassen Johanniskrauttee trinken.

Außerdem sind in Salbei beachtliche Mengen Eisen und Zink enthalten, die unerlässlich für die Blutbildung und den Stoffwechsel sind. Salbei enthält auch Karotinoide, die pflanzlichen Vorstufen des Vitamin A, die ebenfalls im Zellschutz eine wichtige Rolle spielen.

Salbei und Johanniskraut

Die abwechselnde Einnahme dieser beiden Heilpflanzen als Tee hat sich vor allem bei typischen Beschwerden während der Wechseljahre der Frau wie Hitzewallungen und Schweißausbrüchen bewährt. Das Johanniskraut unterstützt den Organismus dabei, sein Gleichgewicht wiederzufinden, und hilft gegen hormonbedingte Depressionen, die während der Wechseljahre häufig auftreten. Salbei wiederum hat eine stark schweißbindende Wirkung.

Weißdorn – für das Herz

Der Weißdorn (Crataegus) ist erst in relativ junger Zeit als Heilpflanze entdeckt worden. Vor etwa 100 Jahren behandelte ein Arzt in Irland seine herzkranken Patienten mit Weißdorn. Seither ist er als herzstärkendes Mittel aus der Pflanzenheilkunde nicht mehr weg-

Salbeitee eignet sich hervorragend zum Gurgeln bei entzündeten Rachenräumen. Der Tee sollte dann aber nicht hinuntergeschluckt werden.

zudenken. Die Schulmedizin schätzt vor allem drei Wirkungen der Pflanze: Sie steigert die Blut- und Sauerstoffversorgung der Herzkranzgefäße, wirkt sich auf die Kalziumkonzentration in den Zellen des Herzmuskels aus und stabilisiert den Herzrhythmus.

Wirkstoffe

Prozyanidine heißen die Wirkstoffe, die aus dem Weißdorn die beste Arznei bei Herzbeschwerden machen. Sie regulieren den Herzrhythmus und fördern die Durchblutung des Muskels. Außerdem ist in Weißdorn überdurchschnittlich viel Kalium enthalten, das eine wesentliche Rolle im Wasserhaushalt des Körpers spielt. Dies ist besonders für herzkranke Patienten wichtig, da der Herzmuskel überanstrengt wird, wenn sich zu viel Wasser in den Gefäßen befindet.

Weißdorn ist das beste pflanzliche Herzmittel, das die Natur zu bieten hat. Seine Wirkstoffe übertreffen alle synthetisch produzierten Medikamente.

Weißdorn und Johanniskraut

Weißdorn und Johanniskraut ergeben eine Mischung, die dem Problem der Herzmuskelschwäche aus unterschiedlichsten Richtungen begegnet. Die Inhaltsstoffe des Johanniskrauts wirken sich beruhigend auf das vegetative Nervensystem und auf die Tätigkeiten des Herzes aus, Weißdorn kräftigt den Muskel und die Gefäße.

Herztee

● Mischen Sie Johanniskrautblüten sowie Blätter, Blüten und Früchte des Weißdorns zu gleichen Teilen. Überbrühen Sie 2 Teelöffel der Mischung mit 1 großen Tasse siedendem Wasser. 10 Minuten ziehen lassen und dann abseihen.

● Trinken Sie 4 Wochen lang morgens und abends jeweils 1 Tasse zur Stärkung.

Hinweise zur Selbstbehandlung

Wer seine Beschwerden mit Heilkräutern selbst behandelt, erspart dem Körper die zahlreichen Nebenwirkungen allopathischer, also schulmedizinischer, Medikamente. Allerdings sollte man mit diesen Heilmitteln mindestens so vorsichtig umgehen wie mit den chemischen Pillen aus der Apotheke.

Auch pflanzliche Mittel sind letztlich Arzneien. Die Selbstmedikation stößt an ihre Grenzen, wenn man die Wirkung der pflanzlichen Inhaltsstoffe nicht gut genug kennt oder an sich selbst willkürlich herumexperimentiert. Dann ist auch hier mit gesundheitsschädlichen Nachwirkungen zu rechnen. Beachten Sie deshalb zu Ihrer eigenen Sicherheit stets folgende Regeln:

- **Zur Sicherheit zum Arzt**
Pflanzliche Heilmittel machen den Arzt oder Heilpraktiker nicht überflüssig. Gehen Sie in jedem Fall zu einem Arzt, wenn sich lang anhaltende körperliche Beschwerden einstellen. Warten Sie nicht zu lange – oft wird aus leicht heilbaren akuten Leiden eine chronische Krankheit, weil sie nicht früh genug behandelt wurde.

- **Die Packungsbeilage lesen**
Halten Sie sich immer an die angegebenen Dosierungsvorschriften, und nehmen Sie die Mittel nicht länger als empfohlen ein.

- **Naturheilmittel nur bei leichteren Beschwerden**
Auf Naturheilmittel können Sie stets dann zurückgreifen, wenn Sie unter Alltagsbeschwerden und Befindlichkeitsstörungen leiden, bei kleinen Verletzungen oder leichten Infekten.

- **Alarmsignale beachten**
Schmerzen und hohes Fieber (vor allem wenn sie länger anhalten) sind Alarmsignale. Gehen Sie in jedem Fall zum Arzt, und lassen Sie die Ursache abklären.

- **Vorsicht bei längeren Beschwerden**
Bessern sich Ihre Beschwerden nach einigen Tagen der Selbstbehandlung nicht, sollten Sie – keinesfalls allein, sondern gemeinsam mit Ihrem Arzt oder Heilpraktiker – einen neuen Therapieplan erstellen.

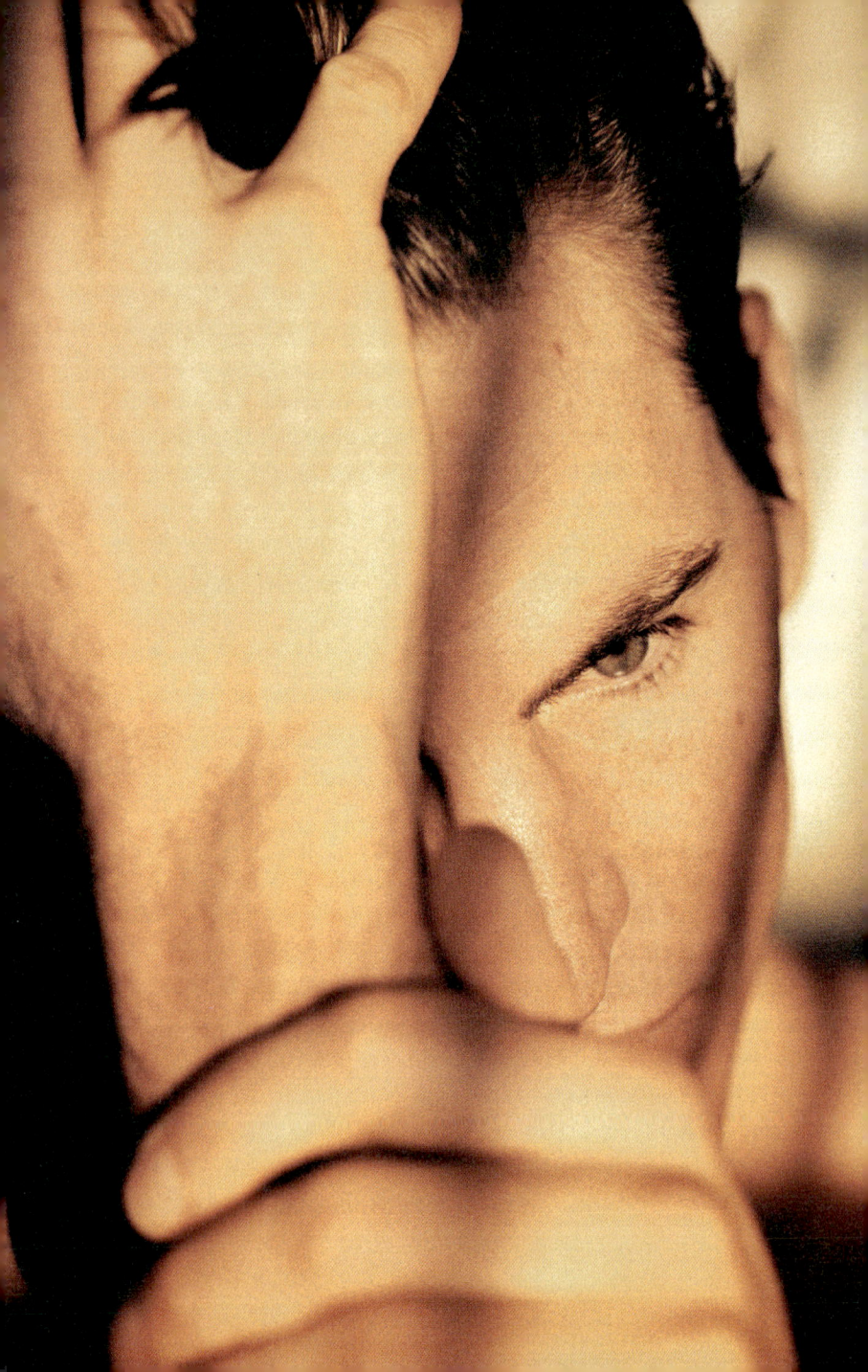

Beschwerden mit Johanniskraut lindern

Johanniskraut ist als Essenz oder in Kombination mit anderen Heilpflanzen gegen vielfältige Beschwerden einsetzbar. Das breite Wirkungsspektrum der Heilpflanze lässt sie zu einem unentbehrlichen Hausmittel werden, das sowohl vorbeugend als auch bei der Behandlung akuter Beschwerden und in der Therapie chronischer Krankheiten hoch wirksam ist.

Johanniskraut ist heute hauptsächlich als Antidepressionsmittel bekannt. Dabei ist es ein ebenso erfolgreiches Heilmittel bei leichten äußeren Verletzungen.

Verletzungen und Hautkrankheiten

Zu den häufigsten Beschwerden zählen Hautkrankheiten in jeder Form: Verletzungen, Entzündungen oder allergische Reaktionen macht jeder ab und zu durch.

Bluterguss bei Prellungen

Ursachen und Symptome

Ein blauer Fleck entsteht, wenn es im Hautgewebe zu einer Blutung kommt. Diese tritt nach einer Verletzung an den Bändern, Sehnen, Muskeln oder Knochen auf und wird meistens durch einen Stoß oder Schlag von außen verursacht. Besonders schmerzhaft sind Prellungen dann, wenn sie mit Quetschungen im Muskelgewebe einhergehen. Die Haut weist dann eine bläuliche, allmählich ins Gelbliche übergehende Verfärbung auf, die verletzte Stelle wird heiß und schwillt an. Blaue Flecken können – vor allem unter Druckeinwirkung – äußerst schmerzhaft sein.

»Das Leiden an der Wirklichkeit« oder »die Finsternis der Seele« – auch Männer sind gegen Depressionen nicht gefeit.

Sofort kühlen

Prellungen an Knochen oder Gelenken sollten unmittelbar nach Eintritt der Verletzung mindestens 30 Minuten, im Muskelbereich 45 Minuten gekühlt werden. Dies verhindert eine starke Schwellung und beugt Schmerzen vor. Zur Kühlung verwendet man Eiswürfel, die in ein dickes Handtuch eingerollt werden, oder ein so genanntes Coldpack aus der Apotheke.

Legen Sie Eiswürfel nie direkt auf die zu kühlende Stelle, sondern wickeln Sie sie zuvor in ein Handtuch o. Ä. Zu starke Kälte kann leicht das Hautgewebe schädigen!

Vorsicht bei Kopfverletzungen

Prellungen im Kopfbereich sind mit äußerster Vorsicht zu behandeln. Sie können mitunter von erstaunlichen Beulen begleitet sein, da sich die Schwellung aufgrund des darunter liegenden Schädelknochens nur nach außen ausbreiten kann. Die Beulen sind daher kein Hinweis auf die Schwere der Verletzung im Innenbereich. Gehirnerschütterung darf man bei Kopfverletzungen nie ausschließen. Ein Symptom dafür sind kurz nach dem Unfall auftretende Schwindelanfälle, Übelkeit oder Erbrechen. In diesem Fall muss der Verletzte ruhig gelagert und sofort ins Krankenhaus gebracht werden.

Johanniskrautöl bei Blutergüssen und Prellungen

Als Erste-Hilfe-Maßnahme nach Verletzungen eignet sich Johanniskrautöl. Es wirkt kühlend und schmerzlindernd, verengt die Blutgefäße und unterbindet somit die Schwellung der betreffenden Stelle sowie eine Ausweitung des Blutergusses.

▶ **Anwendung:** Tunken Sie ein Mulltuch in Johanniskrautöl, und befestigen Sie dieses mit einem Verband auf der schmerzenden Stelle. Erneuern Sie das Mulltuch alle 2 Stunden! Nach 2 Tagen können Sie die Ölbehandlung beenden.

Leichte Brandwunden

Ursachen und Symptome

Verbrennungen sind Hautentzündungen bzw. Gewebeschäden, die durch große Hitze hervorgerufen werden. Brandwunden können durch Feuer und Verbrühungen verursacht werden, aber auch nach zu langer Sonneneinstrahlung – als Sonnenbrand – auftreten. Die Therapiemaßnahmen müssen also in erster Linie kühlende Wirkung haben und verhindern, dass sich die betroffenen Gewebestellen entzünden. Eine Abdeckung mit Salben o. Ä. sollte erst zu einem späteren Zeitpunkt erfolgen.

Bei schweren Verbrennungen zweiten oder dritten Grades muss sofort ein Arzt aufgesucht werden.

Erste Hilfe bei leichten Verbrennungen

● Halten Sie die verbrannten oder verbrühten Hautstellen sofort für ca. 5 Minuten unter fließendes kaltes Wasser, jedoch nur dann, wenn die Haut nicht offen ist! Das Wasser kühlt und kann auch mögliche Keime fortspülen, die Entzündungen verursachen.
Sofern sich bereits eine Brandblase gebildet hat, sollten Sie die Stelle steril abdecken und keinesfalls mit Wasser benetzen!
● Legen Sie dann ein kaltes, steriles Tuch auf die verbrannte Körperpartie. Lassen Sie den Lappen mindestens 15, am besten 30 Minuten auf der betroffenen Hautstelle liegen. Das verengt die Blutgefäße und lindert die Schmerzen.
● Ist die Verbrennung oder Verbrühung durch die Kleidung hindurch erfolgt, sollte sie unmittelbar entfernt werden. Sofern eine größere Hautpartie betroffen ist oder Stofffetzen mit der Wunde verklebt sind, sollten Sie sofort einen Arzt aufsuchen.

Johanniskraut bei Brandwunden

Bringen Sie auf Brandwunden niemals Mehl oder andere trockene Substanzen auf! Diese verkleben das Gewebe und verschmutzen die Wunde.

Der Wirkstoff des Johanniskrauts, der bei Verbrennungen Linderung schafft, ist das Hyperforin. Es besitzt in hohem Maß keimtötende Eigenschaften, verhindert also entzündliche Prozesse. Hyperforin ist eine sehr instabile Substanz und nur in den frischen Blüten bzw. Blütenölen des Johanniskrauts zu finden.

Die ätherischen Öle der Heilpflanze wiederum haben eine stark kühlende Wirkung. Am besten bei Verbrennungen ersten Grades wirkt frisch hergestelltes Johanniskrautöl (siehe Kapitel »Johanniskrautextrakt selbst zubereiten«, Seite 27ff.).

▶ **Anwendung:** Tauchen Sie ein steriles Mullläppchen in Johanniskrautöl, und decken Sie damit vorsichtig die verbrannte Hautpartie ab. Lassen Sie das Öl einige Minuten einwirken, ohne die betreffende Stelle zu reiben. Wiederholen Sie die Anwendung alle 2 Stunden!

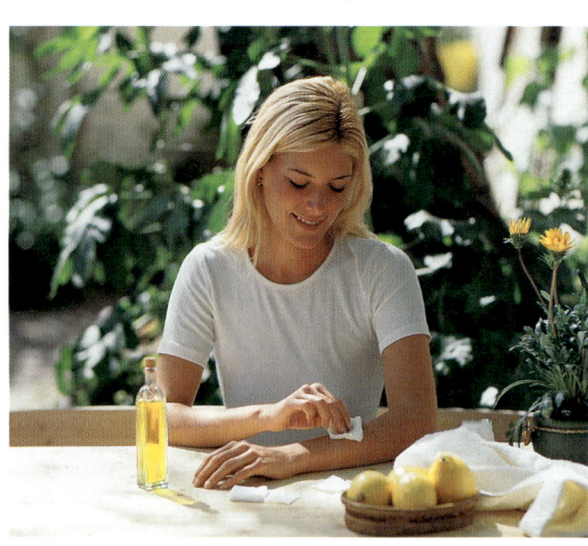

Nicht jeder hat immer ein Fläschchen Öl dabei. Aber es gibt auch fertig abgepackte Kompressen mit den heilsamen Ölen von Arnika, Johanniskraut und Calendula.

Furunkel

Ursachen

Furunkel sind eitrige Infektionen am Haarbalg, die in den meisten Fällen durch Staphylokokkenbakterien ausgelöst werden.

Im Gegensatz zu den Aknepusteln sitzen Furunkel im tieferen Hautgewebe. Das Immunsystem bekämpft die Erreger mit Hilfe einer Untergruppe von Abwehrzellen, den so genannten Fresszellen.

Während diese in der Regel mit allen möglichen Feinden fertig werden, ziehen sie beim Kampf gegen die Staphylokokken meistens den Kürzeren. Dies wird nach außen hin sichtbar: Unter der Haut bildet sich eine Menge Eiter, der neben den Fresszellen und Bakterien auch eingeschmolzenes Gewebe enthält. Je schwächer die Abwehrlage des Organismus ist, umso mehr Eiter bildet sich.

Furunkel sind immer ein Symptom für eine geschwächte Abwehrlage des Körpers.

Symptome

Als Furunkel bezeichnet man haselnuss- bis pflaumengroße, mitunter sehr schmerzhafte Knoten im Haarbalg, die sich entzünden. Sie treten vor allem in den Achselhöhlen, an den Pobacken, an den Augenbrauen und im Nacken auf.

Zuerst schwillt der Haarbalg an, rötet sich und wird stark druckempfindlich. Im späteren Verlauf kommt es zur Eiterbildung in dem entzündeten Knötchen.

Achtung! Furunkel sollte man nicht eigenhändig ausdrücken – dafür ist allenfalls der Arzt zuständig –, sondern sie innerlich zur Abheilung bringen. Ist der Heilungsprozess fortgeschritten, bilden sie sich entweder zurück oder gehen von selbst auf, wobei der Eiter dann abfließen kann.

Johanniskraut bei Furunkeln

Das Hyperforin des Johanniskrauts wirkt auf die Furunkelbakterien keimtötend. Es findet sich allerdings nur in frischen Johanniskrautblüten. Eine Teezubereitung aus getrocknetem Johanniskraut hat daher in der Furunkeltherapie keinen Sinn, das Mittel der ersten Wahl ist auch hier die Ölessenz.

Fertigen Sie das Öl nach den Rezepten im Kapitel »Johanniskrautextrakt selbst zubereiten« an (Seite 27ff.), oder besorgen Sie es sich in der Apotheke.

Begleitend zur Ausheilung von Furunkeln sollte zunächst der Körper entgiftet und dann das Immunsystem gestärkt werden.

▶ **Anwendung:** Träufeln Sie einige Tropfen Johanniskrautöl auf ein Leinentuch, und legen Sie es ein paar Minuten lang auf den entzündeten Haarbalg. Wiederholen Sie die Anwendung mehrmals täglich.

Heilkrautmischungen als begleitende Maßnahmen

Kombinationen aus verschiedenen Kräutern haben sich zur Unterstützung der Therapie mit Johanniskrautöl bestens bewährt. Als begleitende Maßnahme zur Ausheilung von Furunkeln empfehlen sich folgende Teemischungen:

▶ **Borretschmischung:** Das Heilkraut hat aufgrund seines Saponingehalts eine stark entzündungshemmende Wirkung. Mischen Sie Borretschblätter, Bittersüßspitzen und Sauerampferwurzeln zu gleichen Teilen. Übergießen Sie 1 Esslöffel davon mit 1 großen Tasse siedendem Wasser Lassen Sie den Tee 10 Minuten ziehen, dann abseihen. Trinken Sie täglich 3 Tassen davon.

▶ **Odermennig-Birkenblätter-Mischung:** Die Gerbstoffe des Odermennigs wirken ebenfalls entzündungshemmend, die Birkenblätter haben eine leicht desinfizierende Wirkung. Mischen Sie Odermennigblätter, Goldrutenspitzen, Klettenwurzeln und Birkenblätter zu gleichen Teilen. Übergießen Sie 1 Esslöffel dieser Mischung mit 1 großen Tasse siedendem Wasser. Lassen Sie den Tee 10 Minuten ziehen, dann abseihen. Trinken Sie von dem Tee 3 Tassen pro Tag.

STÄRKEN SIE IHR IMMUNSYSTEM

Furunkel sind immer ein Zeichen für ein geschwächtes Immunsystem. Steigern Sie deshalb mittels einer gesunden, vollwertigen Ernährung Ihre Abwehrkraft. Achten Sie außerdem auf einen gleichmäßigen Lebensrhythmus. Ein geschwächter Organismus braucht genug Schlaf, um sich wieder regenieren zu können.

● Achten Sie auf eine ausreichende Vitaminzufuhr. Essen Sie täglich mindestens eine Vitamin-C-reiche Frucht wie etwa Kiwis, Johannisbeeren, Zitronen und Orangen (am besten zusammen mit dem Fruchtfleisch), oder trinken Sie viel Sanddornsaft.

● Essen Sie weniger Fleisch und dafür mehr Vollkorngetreideprodukte und Gemüse. Besonders wichtig sind jene Sorten, die viel Beta-Karotin enthalten, die Vorstufe des Vitamin A. Dazu gehören vor allem Möhren, Kürbisse und Brokkoli. Paprika, Tomaten und Petersilie dagegen sind reich an Vitamin C.

● Vermeiden Sie Süßigkeiten und Lebensmittel mit verstecktem Einfachzucker, denn der ist ein Vitaminkiller.

● Reduzieren Sie Ihren Kaffeekonsum. Verzichten Sie auf Alkohol, und stellen Sie das Rauchen ein!

● Gönnen Sie Ihrem Organismus jeden Morgen eine heiß-kalte Wechseldusche. Das stärkt die Abwehr!

● Bewegen Sie sich täglich mindestens eine halbe Stunde lang an der frischen Luft.

Auch eine Mischung aus Lavendelöl und Teebaumöl eignet sich zur Behandlung von Furunkeln.

Natürliche Gesichtspflege

Johanniskraut eignet sich nicht nur zur Beseitigung von lästigen Hautkrankheiten wie etwa Akne. Regelmäßige Anwendungen tragen zur Beruhigung und Glättung der Gesichtshaut bei und helfen ihr, das natürliche Gleichgewicht wieder herzustellen.

Gesunde Haut – schöne Haut

Im Johanniskraut finden sich Wirkstoffkomplexe, die in der Kräuterkosmetik seit jeher eingesetzt wurden. So ist manche teure Gesichtscreme mit Hyperikum angereichert. Die Schönheit lässt sich aber auch einfacher und billiger unterstützen, wenn man Johanniskrautöl oder Tinkturen, die selbst gemacht sind, aufträgt.

Eine Schönheitskur empfiehlt sich vor allem im Winter, wenn Kälte und die trockene Luft geheizter Räume der Haut ohnehin stark zusetzen. Außerdem sollten äußerliche Anwendungen nur dann durchgeführt werden, wenn die Haut keiner intensiven Sonnenbestrahlung ausgesetzt wird. Damit lassen sich eventuelle Überreaktionen wie Entzündungen oder Flecken vermeiden.

Johanniskrautöl ist nicht empfehlenswert, wenn die Haut stark fettet. In diesem Fall sollte man Dampfbäder oder Kompressen mit Johanniskrautzusatz bevorzugen.

Gesichtsdampfbäder

Dampfbäder mit Johanniskrautblüten haben eine reinigende, antiseptische und durchblutungsfördernde Wirkung. Sie sind bei fetter, unreiner Haut und leicht entzündeter Mischhaut angebracht sowie sehr hilfreich gegen Mitesser.

● **Anwendung:** Überbrühen Sie 3 Esslöffel Johanniskrautblüten mit 1 Liter kochendem Wasser, und lassen Sie das Ganze 5 Minuten ziehen. Legen Sie ein Handtuch über den Kopf, und beugen Sie dann das Gesicht über den dampfenden Topf. Nach 8 bis 10 Minuten ist das Dampfbad beendet. Besprizen Sie das Gesicht nun kurz mit Leitungswasser, um es etwas abzukühlen, und tupfen Sie es mit einem weichen Handtuch trocken.

Während der nächsten 20 Minuten sollten Sie nicht an die frische Luft gehen, da sich die erhitzten Atemwege verkühlen könnten. Ein Gesichtsdampfbad kann 1- bis 2-mal pro Woche durchgeführt werden.

Gesichtskompressen

Johanniskrautkompressen reinigen die Poren und entspannen müde und strapazierte Haut. Die adstringierenden Substanzen können in die Haut eindringen und dort ihre die Blutgefäße zusammenziehende Wirkung entfalten. Johanniskrautkompressen sind vor allem bei entzündeter Haut angezeigt, aber auch zur Verminderung sichtbarer kleiner Blutadern sehr hilfreich.

● **Anwendung:** Übergießen Sie 2 Hand voll Johanniskrautblüten mit 2 Liter kochendem Wasser, und lassen Sie das Ganze 10 Minuten ziehen. In der Zwischenzeit sollten Sie Ihr Gesicht gründlich reinigen. Seihen Sie nun die Flüssigkeit in eine Schüssel ab. Stellen Sie eine zweite Schüssel mit kaltem Wasser und 2 Handtücher bereit. Tunken Sie eines der Tücher in das heiße Wasser, und legen Sie es auf Ihr Gesicht. Dabei sollten Sie am besten liegen, die Beine hochlagern und die Gesichtsmuskeln vollkommen entspannen.

Nach 5 bis 8 Minuten entfernen Sie das heiße Tuch. Tunken Sie nun das zweite Tuch in kaltes Wasser, und legen Sie es für 3 bis 5 Minuten auf das Gesicht. Sie sollten die Kompressen 3-mal auflegen. Eine Kompressenanwendung dauert also insgesamt knapp 25 oder 40 Minuten. Sie kann pro Woche 1-bis 2-mal durchgeführt werden.

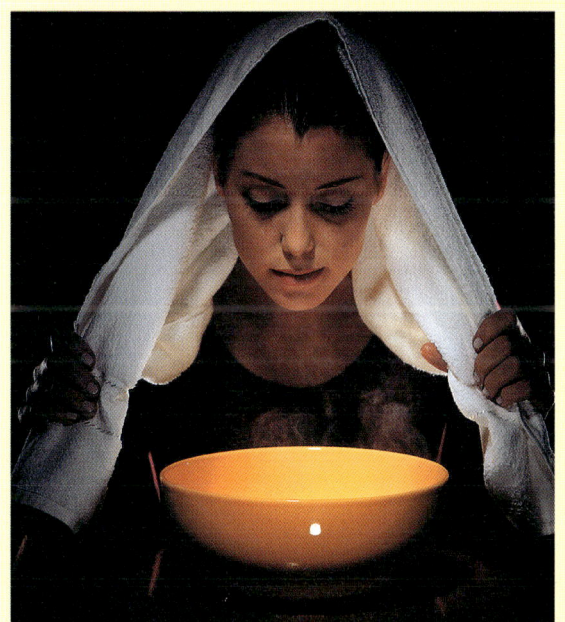

Dampfbäder mit ätherischen Ölen sollten bei gleichzeitiger homöopathischer Behandlung nicht angewandt werden.

Herpes labialis, Lippenbläschen

Ursachen und Symptome

Lippenbläschen – im Volksmund oftmals irrtümlich Fieberbläschen genannt – sind typische Anzeichen einer Infektion mit dem so genannten Herpes-simplex-Virus Typ I. Mittlerweile sind rund 90 Prozent der Bevölkerung von diesem Erreger befallen.

Nach der Ansteckung bleibt das Virus meist passiv, ohne Beschwerden zu verursachen, und wartet, bis die Abwehr des Körpers geschwächt ist – dann erst wird es aktiv. Erste Anzeichen dafür sind ein Spannungsgefühl und leichtes Kribbeln auf der Lippe. Anschließend treten die typischen schmerzhaften Herpesbläschen auf. In schweren Fällen breiten sich die Pusteln über das ganze Gesicht aus.

Herpesbläschen sollten sofort zum Abheilen gebracht werden. Sonst können sie sich in schlimmen Fällen im Inneren des Körpers ausbreiten und den Organismus schwer schädigen.

Typische Auslöser für Lippenbläschen

Das Virus wird meistens erst aktiv, wenn die Abwehrfunktionen des gesamten Organismus aus irgendeinem Grund ohnehin geschwächt ist. Dies ist meist dann der Fall, wenn der Körper unter fiebrigen Erkrankungen, Stress oder Störungen des weiblichen Menstruationszyklus leidet. Herpes kann aber auch durch zu starke Sonneneinstrahlung ausgelöst werden.

Psychische Faktoren wie anhaltende Ekelgefühle, sexuelle Störungen oder schwere Depressionen können einen Herpesbefall ebenfalls begünstigen.

Vorsicht!

Chronisch Kranke, ältere Menschen, Diabetiker oder Krebspatienten, überhaupt alle Personen mit schwachem Immunsystem sollten den Angriffen des Herpesvirus rechtzeitig vorbeugen. Wird es nicht eingedämmt, kann es sich bei geschwächten Patienten nämlich im ganzen Körper ausbreiten und langfristig die inneren Organe schwer schädigen. Das Virus mittels einer Therapie abzutöten wird dann um vieles schwieriger.

Johanniskraut bei Herpes

Das Hyperizin im Johanniskraut hat eine ausgeprägte antivirale, also virustötende Wirkung und hat sich vor allem bei der Behandlung von Herpes simplex bewährt. Eine Untersuchung des Instituts für Virologie der Universität Essen ergab, dass bereits geringe Dosierungen ausreichen, um das Herpesvirus zu vernichten, und noch geringere, um es an seiner Vermehrung zu hindern. Allerdings entfaltet sich der Wirkstoff Hyperizin nur in Kombination mit Sonnenlicht. Die Patienten müssen sich also mindestens eine Stunde pro Tag dem Tageslicht aussetzen.

Das Hyperizin im Johanniskraut kann Viren an ihrer Vermehrung hindern und sie abtöten.

Auch der Inhaltsstoff Querzetin hemmt die Vermehrung der Viren. Sofern die Herpesinfektion bereits besteht, muss Johanniskraut in hohen Dosen eingenommen werden, zur Vorbeugung genügen schon geringe Mengen.

Anwendungsformen

Gegen Herpes geht man am besten gleichzeitig äußerlich und innerlich mit einer Johanniskrauttinktur bzw. mit Tee vor. Die Tinktur können Sie selbst herstellen (siehe Seite 32) oder in der Apotheke besorgen.

▶ Geben Sie ein paar Tropfen der Tinktur auf einen Wattebausch, und betupfen Sie die erkrankten Hautstellen mehrmals täglich damit.

▶ Führen Sie gleichzeitig eine Johanniskrautteekur durch. Trinken Sie dazu täglich 3 Tassen, um den Heilungsprozess zu unterstützen. Vorbeugend sollten Sie täglich 2 Tassen zu sich nehmen.

Tinktur aus Melisse und Johanniskraut

Bei hartnäckigen Herpesbläschen ist eine Heilkräuter-kombination aus Johanniskraut und der ebenfalls anti-viral wirkenden Melisse empfehlenswert.

▶ **Heilrezept:** Lösen Sie 10 Gramm Melissenblätter und 5 Gramm frische Johanniskrautblüten in 100 Milliliter reinem (70-prozentigem) Äthylalkohol auf. Lassen Sie die Mischung in einem dunklen Fläschchen 5 Tage lang ziehen, dann abseihen. Diese Tinktur sollte mehrmals täglich auf den Bläschenausschlag getupft werden.

Zinkwasserlösung

Das Spurenelement Zink beschleunigt ebenfalls den Heilungsprozess von Herpesbläschen. Eine Zink-behandlung empfiehlt sich deshalb als ergänzende Maß-nahme zur Johanniskrauttherapie.

▶ **Heilrezept:** Lösen Sie 4 Gramm Zinksulfat in 100 Mil-liliter abgekochtem, kaltem Wasser auf. Befeuchten Sie mit dieser Lösung einen Wattebausch, und tupfen Sie im Abstand von 30 Minuten die erkrankte Hautpartie damit ab.

Vermeiden Sie Muskelzerrun-gen oder Verlet-zungen, indem Sie sich immer ausreichend lang aufwärmen und untrainierte Muskeln nicht überanstrengen.

Muskelzerrung

Ursachen und Symptome

Zerrungen oder Überdehnungen der Muskeln gehören zu den typischen Sportverletzungen. Von ihnen sind am häufigsten jene Muskeln befallen, die sich über mehrere Gelenke ziehen, wie etwa die Waden-, Oberschenkel- und Oberarmmuskeln. Auslöser für Zerrungen können Kälte oder ungenügendes Aufwärmen und Muskelkater sein, aber auch Stress und im Körper bestehende Infekte begünstigen Muskelverletzungen.

Erste Hilfe bei Muskelzerrungen

Vor allem Sportarten wie Leichtathletik, Fußball oder Handball begünstigen Muskelverletzungen. Johanniskrautöl gehört als Erste-Hilfe-Mittel deshalb in jede Sporttasche.

● **Kältekompressen:** Muskelzerrungen müssen unmittelbar nach Verletzungseintritt gekühlt werden. Dies verhindert Schwellung und starke Schmerzen. Wickeln Sie dazu ein paar Eiswürfel in ein Handtuch, oder nehmen Sie eine Kältekompresse aus der Apotheke, und pressen Sie die Packung mindestens 30 Minuten auf die schmerzende Stelle.

● **Ruhigstellen:** Ein gezerrter Muskel ist nur noch bedingt einsatzfähig und besonders anfällig für schwerere Verletzungen wie etwa Muskelrisse.

● **Hochlagern:** Legen Sie das betroffene Körperteil hoch, um Blutstau und Anschwellungen im Verletzungsgebiet möglichst gering zu halten.

Muskelzerrungen brauchen lange, um abzuheilen. Beanspruchen Sie deshalb den betroffenen Muskel nicht, sondern achten Sie darauf, ihn stets ruhig zu lagern.

Die Muskelzerrung macht sich durch ein leichtes Ziehen oder eine Art reißenden Ruck bemerkbar. Kurz nach dem Verletzungseintritt verkrampft sich der betroffene Muskel, es fühlt sich an, als habe er sich plötzlich verkürzt. Nach einigen Stunden kann sich die verletzte Körperpartie bläulich verfärben.

Johanniskraut bei Muskelzerrung

Der verletzte Muskel sollte sofort gekühlt werden. Dazu eignet sich Johanniskraut in seiner Darreichungsform als Öl, zumal es auch schmerzlindernde Wirkung hat. Das Öl kann die Folgeerscheinungen der Verletzung erheblich mindern, sofern es innerhalb von 48 Stunden nach Eintritt der Verletzung angewendet wird.

Johanniskrautöl wirkt dann wie eine Kältetherapie per Eisbeutel oder kaltem Wickel, die ja auch nicht in jeder Situation zu haben sind.

▶ Verteilen Sie das Öl alle 2 Stunden behutsam auf den betroffenen Stellen. Nicht einreiben und nicht einmassieren! Frische Muskelverletzungen reagieren sehr empfindlich auf mechanische Reize.

Auch Umschlä-
ge mit Arnika-
tinktur oder
-aufguss helfen
bei Muskel-
zerrungen.

Sofern Sie lang anhaltende, starke Schmerzen empfinden, sollten Sie den verletzten Muskel ruhig lagern und einen Arzt aufsuchen.

Rosmarinöl zur Nachbehandlung

Die heilenden Substanzen des Rosmarins wirken im Unterschied zu Johanniskraut wärmend und durchblutungsfördernd. Dadurch eignet sich Rosmarinöl zur Nachbehandlung, wenn der verletzte Muskel nicht mehr angeschwollen ist. Rosmarinöl kann in diesem Stadium den Heilungsprozess fördern.

▶ Massieren Sie das Rosmarinöl etwa alle 2 Stunden vorsichtig in den betroffenen Muskel ein. Versuchen Sie dann, den so erwärmten Muskel leicht zu dehnen.

Wenn Sie für die
Hautpflege reine
Öle verwenden,
können Sie Aller-
gien aufgrund
von Konservie-
rungsstoffen
ausschließen.

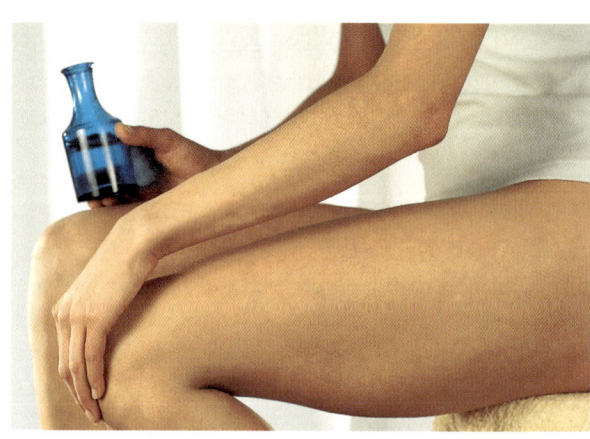

Infektionen und Schmerzen

Durch seine beruhigende Wirkung hilft Johanniskraut bei allen psychosomatischen Erkrankungen, durch seine antiseptischen Eigenschaften wirkt es bei Infektionen.

Bronchitis

Ursachen und Symptome

Die Bronchitis ist eine akute oder chronische Entzündung der oberen Atemwege. Sie ist meistens eine Begleiterscheinung von Erkältungen, Allergien oder grippalen Infekten und wird durch das Einatmen von kalter Luft, Zigarettenrauch, durch vitaminarme Ernährung und Luftverschmutzung begünstigt.

Die ersten Anzeichen einer Bronchitis sind trockener, schmerzhafter Reizhusten und ein Wundgefühl oder Brennen in der Brust. Oft kommt es zu Fieber. Sofern die Entzündung früh erkannt wird, sind die Heilungschancen relativ gut. Im weiteren Verlauf stellt sich dann stärkerer Husten ein, der vor allem nachts auftritt. Der Heilungsprozess beginnt, sobald der Husten nicht mehr trocken ist, sondern sich weißer Schleim löst, mit dem der Körper die Krankheitserreger ausscheidet. Entzündungen der Bronchien können leicht chronisch werden, wenn sie nicht völlig ausheilen.

Johanniskraut bei Bronchitis

Der Wirkstoff Hyperizin im Johanniskraut fördert die allgemeine Entspannung und sorgt dafür, dass das Gehirn ausreichend mit dem Botenstoff Dopamin versorgt wird. Diese Substanz überträgt hemmende Signale von einer Nervenzelle im Hirn zur nächsten und ist daher für die Unterdrückung des Hustenreflexes wichtig.

Bronchitis kann in vielen Fällen auch psychosomatisch bedingt sein. In diesem Fall ist eine Behandlung mit Johanniskraut doppelt wirksam.

Solange die Bronchien nämlich kein Sekret absondern, reibt der Husten die Schleimhäute auf und steigert damit den entzündlichen Prozess. Dank seiner entspannenden Wirkung fördert Hyperizin außerdem einen erholsamen Schlaf, der gerade für hustengeplagte Patienten besonders wichtig ist.

Johanniskraut heilt darüber hinaus durch seine antibiotischen und entzündungshemmenden Wirkstoffe. Die Flavonoide schließlich unterstützen die Wirkkraft von Vitamin C im Stoffwechsel, das bei allen entzündlichen Vorgängen im Körper vorrangig zur Steigerung der körpereigenen Abwehr benötigt wird.

Die antibiotischen Wirkstoffe im Hyperikum helfen dem Organismus, mit Krankheitserregern schnell fertig zu werden.

Kräutermischung aus Johanniskraut und Fenchel

Fenchel enthält ebenso wie Johanniskraut entzündungslindernde Stoffe und erweitert somit die Heilkraft von Hyperikum. Inhalationen mit einer Mischung aus Johanniskraut und Fenchel unterstützen die Tätigkeit der Flimmerhärchen in den Bronchien, die bei starkem Husten besonders beansprucht werden.

▶ **Heilrezept:** Mischen Sie Johanniskraut und Fenchelsamen zu gleichen Teilen. Überbrühen Sie in einer Schüssel 4 Esslöffel der Mischung mit 3 Liter kochendem Wasser, und lassen Sie das Ganze 10 Minuten ziehen. Legen Sie sich zur Inhalation ein Handtuch über den Kopf, beugen Sie sich über die Schüssel, und atmen Sie die Dämpfe tief durch die Nase ein. Um die Heilung zu beschleunigen, sollte die Inhalation 2- bis 3-mal täglich 10 Minuten lang durchgeführt werden.

Kamillentee beruhigt

Die Johanniskraut-Fenchel-Inhalation kann unterstützt werden, wenn Sie zusätzlich 2-mal täglich 1 Tasse Kamillentee zur Beruhigung der Schleimhäute trinken.

Vitamine und viel Flüssigkeit

Wie bei jeder fieberhaften bzw. entzündlichen Erkrankung braucht der Körper bei Bronchitis besonders viel Flüssigkeit. Nur so können die schädlichen Erreger über die Nieren ausgeschieden werden. Trinken Sie deshalb mindestens zwei Liter pro Tag, besser sind drei Liter. Es ist praktisch nicht möglich, zu viel zu trinken.

Zudem hat der Organismus einen stark erhöhten Bedarf an Vitaminen und Mineralstoffen, vor allem an jenen, die das Immunsystem bei seiner Arbeit unterstützen. Besonders wichtig sind die Vitamine A, C und E, wobei Vitamin A in seiner Vorstufe als Beta-Karotin (reichlich in Möhren enthalten) zugeführt wird. Essen Sie daher viel frisches Obst, allen voran Zitrusfrüchte und frisches Gemüse wie etwa Brokkoli, mit dem Sie auch den bei fieberhaften Erkrankungen erhöhten Kalzium- und Kaliumbedarf des Körpers decken können.

Trinken Sie am besten frisches Heilwasser und Kräuter- bzw. Früchtetee. Sie können auch Fruchtsäfte mit viel kohlensäurehaltigem Mineralwasser verdünnen. Dazu mischen Sie vier Teile Mineralwasser mit einem Teil Saft.

Duftende Blütenmedizin mit Pfirsich

Stark strapazierte Schleimhäute lassen sich – nicht nur bei Bronchitis – mit einer wohltuend duftenden Mischung aus Pfirsichblüten und Johanniskraut wiederherstellen.

Dabei hat sich die Kombination dieser beiden Pflanzenblüten mit Milch bewährt, die ebenfalls beruhigende Wirkung hat und die Schleimhäute regeneriert.

● **Heilrezeptur:** Mischen Sie 1 Esslöffel Pfirsichblüten mit 1 Teelöffel Johanniskraut, und rühren Sie die Mischung in 1 große Tasse Milch unter. Kochen Sie das Ganze kurz auf, und seihen Sie das Getränk anschließend ab. Trinken Sie die Pfirsichblütenmilch warm, und zwar täglich 3 Tassen.

Durchfallerkrankungen

Ursachen

Durchfall kann vielfältige Ursachen haben. Meistens liegt eine Infektion oder Entzündung im Darmbereich vor, die durch unverträgliche Speisen ausgelöst wurde. Nahrungsmittelallergien können jedoch ebenso zu Durchfall führen wie etwa ein gestörtes Bakterienmilieu im Darm, das häufig mit Pilzbefall einhergeht.

Nicht zuletzt reagiert der Darm auch sehr stark in Verbindung mit dem vegetativen Nervensystem. Angst, Stress, Aufregung oder große Freude können daher ebenso zu Durchfall führen wie andauernde psychische Belastungen. Auch Alkohol, Rauchen und ständiger Missbrauch von Abführmitteln ziehen eine Schädigung des Darmmilieus und folglich dünnflüssigen Stuhl nach sich.

Johanniskraut ist ein bewährtes Therapeutikum bei Durchfall, wenn dieser infektiös oder psychosomatisch bedingt ist.

Symptome

Man spricht von Durchfall, wenn der Stuhl dünnflüssig bis wässrig wird und es mindestens fünfmal pro Tag zu einer Darmentleerung kommt. Häufig ist dem Stuhl Schleim beigemengt, außerdem treten starke, krampfartige Unterleibsschmerzen auf.

Johanniskraut bei Durchfall

Die antibiotischen Wirkstoffe von Hyperikum entfalten ihre Wirkung im Darm und töten damit entzündungsfördernde Bakterien ab. Außerdem unterstützt die beruhigende Wirkung des Johanniskrauts eine Entspannung des Nervensystems, die sich dann in verminderter Darmtätigkeit auswirkt. Johanniskrautanwendungen eignen sich deshalb vorrangig zur Heilung psychisch bedingter Durchfallerkrankungen. Manche Wissenschaftler bezeichnen das Hyperikum auch als Gerbstoffdroge. Gerbstoffe bremsen die Darmtätigkeit und fördern die Stuhlkonsistenz, indem sie die Eiweißstoffe in der Darmschleimhaut in Substanzen umbauen, die von Darmparasiten nicht mehr verwertet werden können. Johanniskraut hilft deswegen auch gegen infektiös bedingten Durchfall.

Beruhigend – die Pfefferminzmischung

Bei psychisch bedingtem Durchfall hat sich eine Kombination aus Pfefferminze und Johanniskraut bewährt.

▶ **Heilrezeptur:** Mischen Sie Pfefferminze und Johanniskraut zu gleichen Teilen. Übergießen Sie nun 2 Teelöffel der Mischung mit 1/4 Liter siedendem Wasser, und lassen Sie den Tee 10 Minuten ziehen. Dann abseihen. Trinken Sie täglich 3 Tassen, bis der Durchfall nachgelassen hat.

Entzündungshemmend – Kamille und Lakritzwurzel

Bei Darmentzündungen von Säuglingen wie etwa der Dyspepsie hilft ein Tee aus gleichen Anteilen Johanniskraut, Lakritzwurzeln und Kamille.

▶ **Heilrezeptur:** Übergießen Sie 2 Teelöffel der Kräutermischung mit 1 Tasse siedendem Wasser. Lassen Sie den Tee 10 Minuten ziehen, dann abseihen. Säuglinge erhalten ein Fläschchen auf den Tag verteilt, Kinder dürfen 2 Tassen täglich trinken. Ein Süßen des Tees ist überflüssig, da die Lakritze – auch Süßholz genannt – ausreichend Zucker enthält.

Krampflösend – Kümmel und Ringelblume

Gegen die starken Unterleibsschmerzen hilft eine Mischung aus gerbstoffreichen, antibiotischen und gärungswidrigen Heilpflanzen.

Die Darmschleimhaut wird bei Durchfallerkrankungen stark ausgelaugt und entzündet. Die Inhaltsstoffe der Kamille oder Ringelblume kleiden den Darm wieder aus.

▶ **Heilrezeptur:** Mischen Sie je 20 Gramm getrocknetes Johanniskraut, Kamillenblüten und Kümmel sowie 10 Gramm Ringelblumenblüten, und übergießen Sie 2 Teelöffel dieser Mischung mit 1 großen Tasse kochendem Wasser. Lassen Sie den Tee 10 Minuten ziehen, dann abseihen. Trinken Sie jeweils zu den Mahlzeiten 1 Tasse davon.

Aufbauend und kräftigend – Heidelbeeren

Die Volksmedizin bedient sich bei Durchfall seit jeher der vielseitigen heilenden Inhaltsstoffe der Heidelbeere. Die Pektine der Frucht entziehen dem Darminhalt das Wasser, und ihre Gerbsäuren lindern die Entzündung der Darmschleimhäute.

Außerdem ist die Heidelbeere reich an den Vitaminen C und A, die zur Stärkung des Immunsystems benötigt werden. Am wirkungsvollsten gegen Durchfall sind getrocknete Heidelbeeren, die man pur essen sollte.

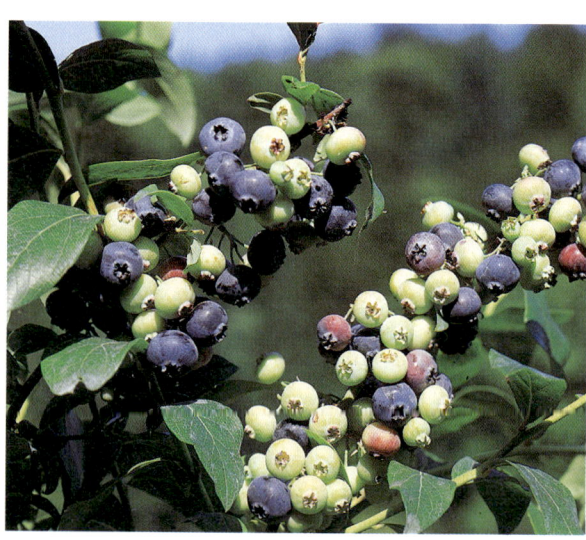

Obwohl sie zu den Wildfrüchten gehört, ist die Heidelbeere in der Natur schon selten geworden. Sie ist jedoch in sehr guter Qualität gezüchtet erhältlich.

Gürtelrose, Herpes zoster

Ursachen

Die Gürtelrose hat denselben Erreger wie die Windpocken, das Varicella-zoster-Virus. Es verbleibt nach der überstandenen Kinderkrankheit im Körper und nistet sich in den Nervenwurzeln von Hirnstamm oder Rückenmark ein.

Dort bleibt es oft viele Jahre inaktiv. Erst eine anhaltende Abwehrschwäche des Körpers, chronische Erkrankungen sowie psychische und körperliche Stresssituationen fördern seine Reaktivierung.

Das Virus befällt dann die Nervenstränge immer nur einer Körperhälfte.

Symptome

Die Gürtelrose beginnt stets mit starken brennenden Schmerzen entlang eines Nervenstrangs, meistens unterhalb der Rippen. Seltener werden der Nacken oder andere Partien des Oberkörpers betroffen. Die Gürtelrose tritt in der Regel nur einseitig auf.

Einige Tage nach den Schmerzen kommt es zu einem leichten Bläschenausschlag, den so genannten Zosterbläschen. Sie jucken und brennen stark, verkrusten schließlich und heilen meistens innerhalb einer Woche wieder ab.

In den allermeisten Fällen verläuft der Ausschlag – wie ein Gürtel – von den Rippen vorne oder vom Bauchnabel bis hin zur Wirbelsäule. Daher hat die Krankheit auch ihren Namen.

Auch wenn die Bläschen verheilt sind, können die Nervenschmerzen noch wochenlang – in schweren Fällen auch mehrere Monate – anhalten. Aus diesem Grund sollte man sich während der Krankheit schonen.

Gürtelrose tritt meistens in schweren Stresszeiten auf und kann sich über Wochen hinziehen, wenn der Organismus nicht beruhigt und das Immunsystem gekräftigt wird.

Johanniskraut bei Gürtelrose

Die Flavonoide im Hyperikum wirken stark antibiotisch, weshalb die Heilpflanze bei Viruserkrankungen generell große Erfolge erzielen kann. Anwendungen mit Johanniskraut können das Zostervirus direkt angreifen und es an seiner Vermehrung hindern.

Die Bläschen der Gürtelrose jucken oft stark. Sie sollten sich jedoch keinesfalls kratzen, um das Risiko der Narbenbildung gering zu halten. Johanniskrautöl lindert den Juckreiz.

Meistens werden die Schmerzen, die bei Gürtelrose auftreten, als viel schlimmer empfunden als der typische Bläschenausschlag. Da Johanniskraut den Schmerzübermittlungsprozess im Nervensystem hemmt, kann es bei Schmerzen dieser Art Linderung schaffen. Darüber hinaus stoppt Hyperikum den Juckreiz und verhilft zu gutem Schlaf.

Alternative Heilmittel – Leinöl

Die Volksmedizin bedient sich schon seit langer Zeit des Leinöls, um den Bläschenausschlag schneller zum Abheilen zu bringen. Tupfen Sie die betroffene Stelle mit einem Tuch ab, das zuvor in Leinöl getränkt wurde. Der Juckreiz wird sich damit verringern.

Wie bei allen Infektionskrankheiten sollte dem Körper auch bei Gürtelrose sehr viel Flüssigkeit zugeführt werden (mindestens drei Liter täglich). Gut geeignet sind Mischungen aus Fruchtsaft und Mineralwasser sowie natürlich Kräuter- oder Früchtetees.

Johanniskrautkuren

▶ **Teekur gegen Schmerzen:** Sobald die ersten Schmerzen auftreten, sollten Sie mit einer Johanniskrautteekur beginnen. Trinken Sie dazu 3 Tassen pro Tag, jeweils nach den Mahlzeiten. Sobald der Ausschlag beginnt, können Sie den Tee absetzen und äußerliche Anwendungen mit Johanniskrautöl durchführen.

▶ **Johanniskrautöl gegen Bläschen:** Johanniskrautöl zählt zu den bewährten Volksheilmitteln gegen Gürtelrose. Fangen Sie am besten gleichzeitig mit der Teekur mit den Ölanwendungen an. Legen Sie dazu 3-mal pro Tag einen Umschlag mit Johanniskrautöl auf die schmerzenden Stellen, und lassen Sie es etwa 20 Minuten lang einwirken.

Wenn sich dann der Bläschenausschlag zeigt, beenden Sie die Teekur und erhöhen dafür die Häufigkeit der Ölanwendung auf 5-mal pro Tag.

Heilende Kräutermischungen

Alternativ zur reinen Johanniskrautanwendung kommt eine Teemischung aus Bockshornklee, Johanniskraut und Melisse infrage. Hier steht vor allem der beruhigende, juckreizlindernde Effekt im Vordergrund.

▶ **Heilrezeptur:** Mischen Sie Johanniskraut, Bockshornklee und Melissenblätter zu gleichen Teilen. Übergießen Sie 1 Esslöffel davon mit kochendem Wasser. Lassen Sie den Tee 8 Minuten ziehen, dann abseihen. Mehrmals pro Tag 1 Tasse trinken.

Herzschwäche

Ursachen und Symptome

Die Herzschwäche (medizinisch Herzinsuffizienz) ist eine organische Krankheit, bei der die Leistungsfähigkeit des Herzes stark herabgesetzt ist. Das Blut kann dann nicht mehr schnell in den Körper zurückgepumpt werden, was zu Blutstauungen im Gewebe oder in der Lunge führt. Da zu wenig Blut aus den Venen aufgenommen wird, sind diese überlastet. Mit steigendem Druck wird Flüssigkeit ins Gewebe gepresst, das dann stark anschwillt.

In der Therapie von Herzkrankheiten gilt es zu unterscheiden, ob sie vor allem psychosomatisch oder organisch bedingt sind.

Johanniskraut bei Herzschwäche

Die Wirkstoffe im Johanniskraut verringern die Herzfrequenz: Der überlastete Herzmuskel wird somit geschont und kann sich wieder regenerieren. Außerdem ist bei Herzschwäche die beruhigende Wirkung von Hyperikum angezeigt. Zudem stärken die in der Heilpflanze enthaltenen Gerbstoffe die Herzmuskulatur.

▶ **Heilrezeptur:** Zur langfristigen Therapie eignet sich bei Herzschwäche eine Mischung aus Johanniskraut und Weißdorn (Crataegus), dem pflanzlichen Herzmittel schlechthin. Lassen Sie sich von Ihrem Arzt Crataegustropfen verschreiben, und unterstützen Sie die Kräftigung des Herzes mit einer Teekur mit Johanniskraut und Weißdorn. Das Rezept finden Sie auf Seite 60.

Weißdorn und Johanniskraut erzielen keine spontanen Heilerfolge, die Wirkung tritt erst allmählich ein. Eine Teekur mit den beiden Kräutern muss daher über mindestens vier, besser sechs Wochen durchgehalten werden, um spürbare Erfolge zu zeitigen.

Ergänzende Maßnahmen

Die Teekur sollte von einigen ergänzenden Maßnahmen begleitet werden, um den Therapieerfolg zu sichern und langfristig zu stabilisieren.

● **Leichter Sport:** Achten Sie auf regelmäßige, leichte Bewegung. Das Herz sollte dabei etwa 20 Minuten lang mit einer Frequenz von 130 Schlägen pro Minute schlagen. Damit kräftigen Sie den geschwächten Muskel. Geeignete Sportarten sind Radfahren, Schwimmen, Aquajogging und Walking (intensives Gehen).

● **Abnehmen:** Je mehr Übergewicht der Körper hat, desto mehr muss das Herz leisten. Nehmen Sie in diesem Fall behutsam ab.

● **Warmhalten:** Achten Sie darauf, Hände und Füße warm zu halten. Wenn der Körper dort keine Wärme verliert, muss das Herz nicht so viel Energie in die Gliedmaßen pumpen.

Kopfschmerzen

Ursachen und Symptome

Die Schulmedizin kennt eine Vielzahl an verschiedenen Kopfschmerztypen mit sehr unterschiedlichen Ursachen, die jeweils individuell therapiert werden müssen. Sofern nicht besondere organische Störungen vorliegen, sind die Kopfschmerzen jedoch in der Regel in die Kategorie der so genannten Spannungskopfschmerzen einzuordnen.

Die Auslöser dieser Art von Kopfweh sind meist psychischer Natur. Sie entstehen vor allem unter Leistungsdruck, bei Erschöpfung, Wetterfühligkeit oder emotional kritischen Situationen. Der Schmerz verteilt sich, vom Hinterkopf kommend, diffus über die gesamte Schädeldecke. Es entsteht ein Gefühl, als wäre der Schädel in einen Schraubstock gepresst. Nachts lassen die Schmerzen meist nach.

Sonderfall Migräne

Von Migräne werden vorwiegend »hirnlastige« Personen geplagt, die alles und jedes zerdenken und einen besonderen Hang zum Grübeln haben. Frauen sind sehr wahrscheinlich aufgrund hormoneller Schwankungen häufiger betroffen. Kindermigräne wird in der Regel durch optische Reizüberlastungen wie langes Fernsehen oder Spielen am Computer ausgelöst. Wenn Kinder jedoch nach den Mahlzeiten unter schmerzhaften Migräneattacken leiden, kann eine Nahrungsmittelallergie vorliegen. Konservierungsstoffe und Lebensmittelfarbstoffe, die sich besonders in gezuckerten Getränken (Limonade, Colagetränke), Süßigkeiten (beispielsweise Gummibärchen) und Dosenmahlzeiten befinden, können ebenfalls Migräne auslösen.

Psychische Konflikte wirken sich oft auf den Kopf aus. Die Kopfschmerzen fordern dann dazu auf, innere Spannungen zu lösen oder verkrustete Einstellungen zu verändern.

Bei Migräne tritt meist nur halbseitiger Kopfschmerz auf. Begleitsymptome können Übelkeit, Erbrechen, Lichtempfindlichkeit sowie Seh- (z. B. Augenflimmern) oder Sprachstörungen sein. Bei einigen Patienten kündigt sich die eigentliche Schmerzattacke vorher durch Einschränkung des Gesichtsfelds, Schwindelanfälle, Hautkribbeln oder Sprachprobleme an.

Sofern Kopfschmerzen aufgrund von Wetterfühligkeit oder Stress auftreten, kann eine Johanniskrautterapie beachtliche Erfolge erzielen.

Johanniskraut bei Kopfschmerz

Johanniskraut entspannt das gesamte Nervensystem und lindert damit vor allem Spannungskopfschmerzen. Darüber hinaus erhöhen die im Hyperikum enthaltenen Flavonoide die Aktivität des Botenstoffs Serotonin, der im Körper die Freisetzung von schmerzlindernden Substanzen anregt.

Entspannung fördern

Bei Spannungskopfschmerzen empfiehlt sich eine Kur mit Johanniskrauttee. Hierdurch wird eine Entspannung des Nervensystems erzielt, und auch die Muskeln im Nacken- und Kopfbereich werden so entkrampft.

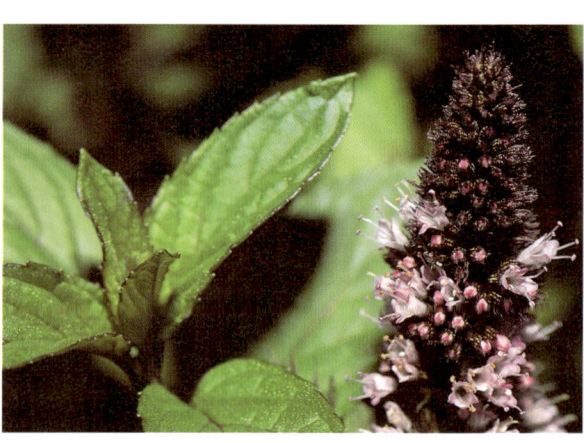

Windgeschützt, z. B. an einer sonnigen Mauer, gedeiht Pfefferminze auch in mitteleuropäischen Gärten.

▶ Trinken Sie täglich morgens und nachmittags jeweils 1 Tasse Johanniskrauttee. Die ersten Erfolge sollten sich nach etwa 3 bis 4 Wochen einstellen. Diese Kur können Sie ohne weiteres 2 Monate durchführen; es schadet auch nicht, wenn Sie dazu übergehen, den morgendlichen Kaffee durch eine gesunde Tasse Johanniskrauttee zu ersetzen.

Johanniskrautextrakt bei Migräne

Die Migräne kommt in Schüben. Sofern sie sich mit Augenflimmern oder Hautkribbeln ankündigt, empfiehlt es sich, sofort 2 Kapseln Hyperikumextrakt (je nach Dosierungsvorschrift des betreffenden Präparats) einzunehmen. Damit gelangen die schmerzhemmenden Flavonoide am schnellsten in den Blutkreislauf. Nach 2 Stunden sollte man die Anwendung wiederholen.

Einreibungen mit Pfefferminzöl

Jüngste Untersuchungen haben ergeben, dass die ätherischen Öle der Pfefferminze, allen voran das Menthol, nicht nur Spannungskopfschmerzen beseitigen, sondern in einigen Fällen sogar Migräne heilen können. Pfefferminzöl wirkt ähnlich wie die schmerzlindernden Substanzen in Schmerztabletten, also wie Azetylsalizylsäure (ASS, Aspirin) oder Parazetamol.

▶ **Heilrezeptur:** Besorgen Sie sich japanisches Pfefferminzöl, und reiben Sie 2 bis 3 Tropfen davon leicht in die Schläfen ein, wenn der Schmerz auftritt. Das Öl hat kühlende und entspannende Wirkung. Bei Bedarf nach 1 bis 2 Stunden wiederholen.

Achtung! Wenn Sie sich gerade in homöopathischer Behandlung befinden, dürfen Sie keinesfalls Pfefferminze zu sich nehmen! Vorsicht auch beim Einreiben: Die ätherischen Öle können tränende Augen verursachen.

Entgegen den Befürchtungen mancher Menschen werden bei einem Migräneanfall keine Gehirnzellen zerstört; es kommt auch weder zu einem Gedächnisverlust noch zu einer Beeinträchtigung des Denkvermögens.

Magenschmerzen, Gastritis

Ursachen

Eine Magenschleimhautentzündung (medizinisch als Gastritis bezeichnet) wird in den meisten Fällen durch das Bakterium Helicobacter pylori mit ausgelöst. Dieser Parasit fühlt sich in dem stark säurehaltigen Milieu der Magenwände wohl und vermehrt sich, sobald der Stoffwechsel aus dem Gleichgewicht gerät.

**Magen-
beschwerden
können vielfäl-
tige Ursachen
haben. Häufig
sind sie jedoch
psychisch
bedingt und
lassen sich nur
ganz auskurie-
ren, wenn der
Patient seine
Lebensweise
von Grund auf
ändert.**

Eine falsche Ernährungsweise, überhöhter Alkohol- und Zigarettenkonsum, starke psychische Belastungen, Stress und ein geschwächtes Immunsystem begünstigen die Verbreitung des Krankheitserregers.

Die Magenschleimhautentzündung kann jedoch auch ausschließlich psychische Ursachen haben, wie etwa diffuse Zukunftsängste oder unterdrückte bzw. frustrierte Rachegelüste und Aggressionen.

Symptome

In leichteren Fällen macht sich eine Magenschleimhautentzündung durch Sodbrennen, Völlegefühl (auch bei leerem Magen), Aufstoßen und Appetitlosigkeit bemerkbar.

In schweren Fällen treten Schmerzen im Oberbauch und Magenkrämpfe auf; manche Patienten reagieren mit Schwäche in den Beinen. Meist geht die Gastritis mit Blähungen oder Verstopfung einher. Nach stärkerem Alkoholgenuss besteht die Neigung zum Erbrechen.

Johanniskraut bei Magenschmerzen

Die beruhigende Wirkung des Johanniskrauts ist auch hier wieder für den Heilungserfolg verantwortlich. Eine Johanniskrautkur ist deshalb vor allem bei psychisch bedingten Magenschmerzen von Nutzen.

Erregungszustände aller Art werden gemildert, die Magennerven entspannen sich und produzieren dadurch weniger Säure. Das entzieht auch einem womöglich vorhandenem Helicobacter den Boden.

Zudem enthält Johanniskraut viele Gerbstoffe. Diese binden die Eiweißstoffe in der Magenschleimhaut und verwandeln sie in Substanzen, die von schädlichen Bakterien nicht mehr verwertet werden können.

Johanniskraut und Safran gegen Psychostress

Die ätherischen Öle im Safran regen zwar die Magensaftsekretion an, sind aber in Kombination mit Johanniskraut bei psychisch bedingter Gastritis hilfreich. Safran fördert nämlich die Durchblutung und stärkt den Organismus, was sich wiederum positiv auf die Psyche auswirkt. Am besten wirkt der Tee, wenn Sie ihm noch – ebenfalls beruhigende – Lavendelblüten beimengen.

▶ **Heilrezeptur:** Trinken Sie bei psychisch bedingter Magenschleimhautentzündung täglich kleine Portionen der Teemischung. Das Teerezept finden Sie auf Seite 58.

Psychostress, Leistungsdruck, Beziehungsprobleme und Ängste schlagen, wie der Volksmund sagt, auf den Magen. Sie gehören zu den Hauptursachen von Magenkrankheiten.

Das ist Gift für empfindliche Mägen

● Verzichten Sie auf stark gerösteten Kaffee (auch auf entkoffeinierten!) – er greift die Magenwände an.

● Meiden Sie scharfe Gewürze wie Chili, Paprika oder Cayennepfeffer.

● Essen Sie keine Lebensmittel mit einem hohen Gehalt an ätherischen Ölen wie etwa scharfe Zwiebeln.

● Meiden Sie fetthaltige oder frittierte Speisen, Würste sowie deftige Saucen.

● Verzichten Sie auf Schokolade, Sahnetorten und stark gezuckerte Süßigkeiten.

● Trinken Sie keine hochprozentigen alkoholischen Getränke.

Heilende Kräutermischungen

▶ **Alant und Johanniskraut:** Bei leichteren Fällen von Gastritis mit unklarer Ursache ist eine Teemischung aus Alant und Johanniskraut hilfreich. Mischen Sie 40 Gramm Alantknolle mit 10 Gramm Johanniskraut. Übergießen Sie 2 Teelöffel der Mischung mit 1 Tasse siedendem Wasser. 10 Minuten ziehen lassen, dann abseihen. Trinken Sie den Tee jeweils zu den Mahlzeiten.

▶ **Fenchel und Johanniskraut:** Die Kombination von Fenchel und Johanniskraut lindert Magenschmerzen und Darmbeschwerden nachhaltig, zumal beide Heilpflanzen zahlreiche Gerbstoffe enthalten. Fenchelsamen beruhigen aufgrund ihrer ätherischen Öle zudem die Magenwände. Mischen Sie Fenchelsamen und Johanniskraut zu gleichen Teilen, und übergießen Sie 2 Teelöffel dieser Mischung mit 1 großen Tasse siedendem Wasser. 5 bis 8 Minuten ziehen lassen, dann abseihen. Trinken Sie den Tee nach den Mahlzeiten.

Magenkranke sollten eine Zeit lang Schonkost einhalten, damit das übersäuerte Milieu wieder ins Gleichgewicht kommt und sich die entzündete Schleimhaut regenerieren kann.

Menstruationsbeschwerden

Ursachen und Symptome

Eine schmerzhafte Regelblutung kann zahlreiche Ursachen haben. Es können Drüsenstörungen, Endometriose (gutartige Wucherung von Zellen der Gebärmutterschleimhaut außerhalb der Gebärmutter) oder krankhafte Veränderungen von Eierstöcken oder Gebärmutter vorliegen.

Starke Schmerzen während der Periode können aber auch psychische Ursachen wie Angst, Stress oder Partnerschaftskonflikte haben. Oft treten solcherart bedingte Schmerzen bei Frauen auf, die Schwierigkeiten haben, sich mit ihrer Frauenrolle zu identifizieren.

Johanniskraut bei Menstruationsschmerzen

Johanniskraut lindert die Krämpfe im Unterleib und kann langfristig eingenommen auch Ängste vor der Periode und ihren schmerzhaften Begleiterscheinungen verringern. Hyperikum wirkt allerdings nicht bei organischen Störungen, wie etwa Wucherungen der Gebärmutterschleimhaut. Johanniskrautessenzen tragen ob ihrer entspannenden Wirkung aber zu einer Verringerung der Symptome bei und fördern die Ausschüttung von schmerzhemmenden Substanzen im Körper.

Bei Menstruationsschmerzen hilft auch Wärme: Legen Sie sich mit einer Wärmflasche auf dem Bauch ins Bett, und versuchen Sie sich zu entspannen.

Teekur richtig anwenden

Die angstdämpfende Wirkung des Johanniskrauts entfaltet sich erst, wenn man es über einen langen Zeitraum zu sich nimmt. Hyperikum eignet sich daher nicht im akuten Schmerzfall vor oder während der Periode. Frauen, die vor der Regel unter depressiven Verstimmungen leiden (prämenstruelles Syndrom, PMS), können diese durch die Teekur zum Abklingen bringen. Beginnen Sie deshalb frühzeitig mit der Kur, und trinken Sie über mindestens 3 Monate 2 bis 3 Tassen Johanniskrauttee pro Tag, am besten zu den Mahlzeiten.

Kräutermischung gegen starke Monatsblutung

Wenn die Periode mit starken Blutungen einhergeht, kann eine Mischung aus den blutstillenden Heilpflanzen Hirtentäschelkraut und Ackerschachtelhalm helfen.

▶ **Heilrezeptur:** Mischen Sie je 1 Teelöffel Hirtentäschelkraut und Ackerschachtelhalm. Übergießen Sie den Tee mit 1 großen Tasse siedendem Wasser. 10 Minuten ziehen lassen, dann abseihen. Trinken Sie 2-mal täglich von dem Tee, und beginnen Sie damit bereits 1 bis 2 Tage vor dem erwarteten Regeltermin.

Magnesium zuführen

Der Mineralstoff Magnesium wirkt stark krampflösend und sollte auch ob seiner antidepressiven Eigenschaften in ausreichenden Mengen zugeführt werden. Magnesium findet sich in Obst, Gemüse, Nüssen und vielen Vollkornprodukten. Unmittelbar vor der Menstruation sollten Frauen, die unter Regelschmerzen oder PMS leiden, zusätzlich Magnesiumpräparate einnehmen.

Nervenschmerzen können das Allgemeinbefinden eines Patienten sehr stark beeinträchtigen. Sie sind nur mit viel Geduld über einen langen Zeitraum hinweg auszukurieren.

Neuralgien, Nervenschmerzen

Ursachen und Symptome

Nervenschmerzen werden durch innere oder äußere Reize verursacht. Auslöser können aber auch Stoffwechselkrankheiten wie Gicht und Diabetes sein, die das Säure-Basen-Gleichgewicht des Organismus ins saure Milieu verschieben. Grundsätzlich weisen Neuralgien auf ein gestörtes Stoffwechselgleichgewicht hin. Anhaltende Nervenschmerzen bezeichnet man als Neuralgien. Sie können auch psychosomatische Ursachen haben. Entzündungen des Trigeminusnervs im Gesicht etwa sind häufig bei depressiven Menschen anzutreffen. Neuralgien treten unter heftigen Schmerzschüben entlang des betroffenen Nervs auf. Bei der Trigeminusneuralgie kann das Sehvermögen eingeschränkt sein.

Johanniskraut bei Nervenschmerzen

Johanniskraut hat zwei Angriffspunkte, um Neuralgien auszuheilen. Zum einen wirkt es als Antidepressivum und hebt damit die Stimmungslage des Patienten. Dies kann bei psychisch bedingten Neuralgien den Heilungsprozess anregen. Tief liegende Konflikte können dadurch nicht gelöst werden, die positivere Grundeinstellung hindert jedoch die Nervenschmerzen an ihrer Ausbreitung. Johanniskraut wirkt dann am besten, wenn die Depression physiologisch bedingt ist, also durch einseitige Ernährung oder Lichtmangel ausgelöst wurde. Außerdem beeinflussen die Substanzen im Hyperikum die Signalübermittlungen im Nervensystem, indem sie die Ausschüttung hemmender Botenstoffe anregen. Das bedeutet, dass Johanniskraut wie ein Filter wirkt, der das Nervensystem vor Übererregungen schützt.

Johanniskraut richtig anwenden

Bei Neuralgien und Nervenschmerzen hilft oft eine Kombination aus Johanniskrauttee und -tinktur.

▶ **Heilrezeptur:** Mischen Sie 1 Teil Johanniskrauttinktur mit 2 Teilen Wasser, und tränken Sie einen Lappen darin. Legen Sie diesen morgens und abends auf die schmerzende Stelle. Begleitend sollten Sie täglich 2 bis 3 Tassen Johanniskrauttee trinken.

Vor der Selbsttherapie einer Neuralgie sollte die ärztliche Diagnose stehen. Eine scheinbare Trigeminusneuralgie kann sich z. B. auch als Stirn- oder Kieferhöhlenentzündung entpuppen.

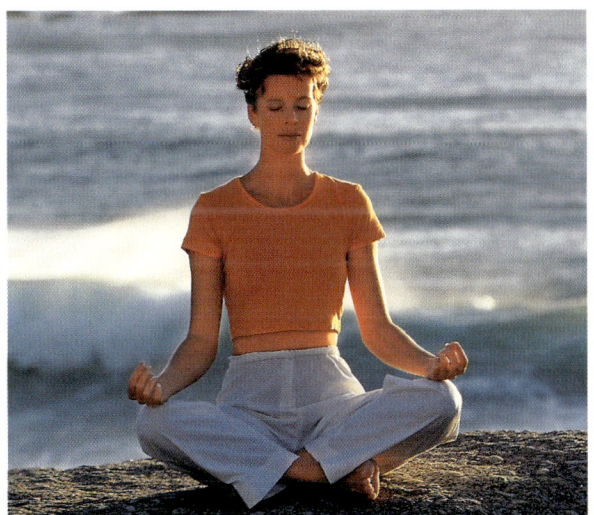

Heilrezepturen gegen Nervenleiden sollten immer mit Entspannungsübungen einhergehen – sonst sind sie nur die Hälfte wert.

Psychosomatische Beschwerden

Es lässt sich nicht exakt angeben, wie viele körperliche Krankheiten psychische Ursachen haben. Tatsache ist jedoch, dass seelische Umstände immer in irgendeiner Form auch körperliche Folgen zeitigen.

Angstzustände

Ursachen und Symptome

Angstzustände weisen auf nicht verarbeitete psychische Traumata hin oder werden durch andauernden psychischen Stress verursacht. Existenzängste oder die Angst vor dem Tod sind dabei am häufigsten. Starke körperliche und geistige Erschöpfung sowie Alkohol- und Drogenmissbrauch fördern Angstzustände.

Angstattacken gehen mit typischen körperlichen Symptomen einher. Dazu gehören ein beschleunigter Puls oder Herzjagen, erhöhte Atemfrequenz sowie Schweißausbrüche. Manche leiden auch unter feuchten Händen, kalten Füßen und Mundtrockenheit. Sie können auffallend blass sein, die Pupillen weiten sich. Häufig treten zudem Verdauungsstörungen wie Durchfall oder Erbrechen auf. Manchmal leiden die Patienten unter erhöhter Muskelspannung bis hin zum Muskelzittern.

Die körperlichen Beschwerden werden dabei von charakteristischen psychischen Störungen begleitet. Die Sinneswahrnehmung von Angstpatienten ist häufig stark eingeschränkt. Sie fühlen sich beengt und wie in einem Tunnel eingesperrt. Außerdem kommt es zu Konzentrationsschwäche, Fahrigkeit und hektischen Bewegungen. Betroffene sind während eines Angstzustands nur schwer ansprechbar. In sehr schweren Fällen treten geistige Verwirrung und schockartige Passivität auf.

Entspannungstechniken wie beispielsweise autogenes Training sind hilfreiche Begleitmaßnahmen, um Angstattacken allmählich zu lindern.

Zwanghafte Ängste

Ängste, die zwanghaft auftreten und sich auf konkrete Objekte oder Situationen beziehen, nennt man Phobien. Meistens versuchen die Betroffenen den angstauslösenden Situationen auszuweichen. Phobien lassen sich mit einer behutsamen Verhaltenstherapie behandeln. Eine pharmakologische Therapie ist meist sinnlos, da sie Phobien nicht abbaut, sondern nur verdrängt.

Generalisierte Ängste

Im Unterschied zu Phobien ist der Auslöser von so genannten generalisierten Ängsten unklar. Die Angstzustände können sich in schweren Fällen über Monate oder Jahre hinziehen und gehen nicht selten mit einer schweren Depression einher. Der Betroffene ist grüblerisch, macht sich ständig Sorgen und sieht überall drohendes Unheil. Die Ängste beziehen sich meistens auf den familiären, beruflichen oder finanziellen Bereich. Generalisierte Ängste sind schwer zu therapieren, wenngleich die Psychoanalyse mitunter erfolgreich hilft. Milde Heilpflanzen wie Johanniskraut können die Therapie unterstützen, indem sie die körperlich auftretenden Symptome lindern helfen.

Mit Johanniskraut werden zwar keine Ängste beseitigt, doch die Psyche kann stabilisiert werden. Die Heilpflanze eignet sich deshalb zur Unterstützung bei einer Psychotherapie.

Die häufigsten Phobien

- Angst vor Menschen (soziale Phobie)
- Angst vor Tieren, allen voran Mäuse und Spinnen
- Angst vor geschlossenen Räumen (Klaustrophobie)
- Angst vor großen freien Plätzen (Agoraphobie)
- Angst vor Krankheit, Einsamkeit und Tod
- Flugangst
- Höhenangst

Zwangssyndrome

Im Gegensatz zu Phobien oder generalisierten Ängsten sind Zwangssyndrome mit bestimmten Handlungsweisen (so genannten Ritualen) verbunden. So gehört beispielsweise der Waschzwang zu den typischen Zwangssyndromen. Dabei empfindet der Patient oftmals ein Ekelgefühl und hat das Bedürfnis, sich ständig zu reinigen. Das Zwangsverhalten wird jedoch als ichfremd empfunden und bereitet keine Lustgefühle. Zwangssyndrome können mit einer Verhaltenstherapie abgebaut werden.

Zwangssyndrome können so allgemeiner Natur sein, dass ihre Ausübung kaum auffällt. Der Begründer der Psychoanalyse, Sigmund Freud, hat z. B. religiöse Kulte als gemeinschaftlich ausgeführte Zwangshandlungen definiert.

Johanniskraut bei Angstsyndromen

Johanniskraut verfügt über erhebliche Mengen an Querzitrin und Querzetin. Diese beiden Flavonoide halten den Serotoninspiegel im Gehirn aufrecht, was wiederum die psychische Stabilität fördert.

Zahlreichen Forschungsergebnissen zufolge können Angstzustände mit Hyperikum sehr gut therapiert werden. Selbst bei sehr starken Ängsten werden bemerkenswerte Erfolge erzielt, die zum Teil denen der klassischen Psychopharmaka weit überlegen sind. Darüber hinaus ist Johanniskraut gut verträglich, ohne Nebenwirkungen und macht die Patienten nicht abhängig.

Anwendungsformen

Wenn Sie Ängste mit Johanniskraut lindern oder eine Psychotherapie unterstützend begleiten möchten, können Sie Kuren mit Johanniskrauttee, -tinktur oder einem Trockenextrakt durchführen. Trockenextrakte erhalten Sie als Fertigprodukte in der Apotheke. Lassen Sie sich beraten, welche standardisierten Präparate am preiswertesten und wirkungsvollsten sind.

Dosierung

Die höchste Dosierung pro Tag sollte 1 Milligramm Hyperizin nicht überschreiten. Trinken Sie auf Dauer nicht mehr als 4 Tassen Johanniskrauttee pro Tag, und nehmen Sie nicht zu viele Tropfen der Tinktur ein. Bei den Präparaten finden Sie die Angabe über das Gesamthyperizin einer Einheit (Dragee, Tablette oder Kapsel) im Beipackzettel. Da es für Hyperizin immer noch keine konkreten Dosierungsempfehlungen gibt, sollten Sie behutsam vorgehen und selbst austesten, wie viel Ihnen gut bekommt.

Eine Johanniskrautkur mit Fertigpräparaten sollte mindestens 4, eine Teekur oder Anwendungen mit der Tinktur sollten mindestens 6 Wochen dauern.

Heilende Kräuter gegen Ängste

▶ **Kava-Kava:** Die heilenden Substanzen dieser polynesischen Heilpflanze finden sich in ihrem Wurzelstock. Kava-Kava entspannt, ohne – wie etwa Alkohol und andere Drogen – das Bewusstsein zu trüben. Wissenschaftliche Studien haben belegt, dass auch Ängste damit erfolgreich gedämpft werden können. Fragen Sie in der Apotheke oder dem Reformhaus nach standardisierten Kavapräparaten!

▶ **Hopfen:** Die Wirkstoffe Lupulon und Humulon im Hopfen sind für dessen beruhigende, schlaffördernde sowie angst- und depressionshemmende Wirkung verantwortlich. Vor allem bei diffusen, eher unbestimmten Ängsten haben sich Teemischungen aus gleichen Teilen Johanniskraut und Hopfen bewährt. Ein kleiner Zusatz von Orangen- oder Lavendelblüten fördert die Entspannung und sorgt für einen angenehmen Geschmack des Tees.

Orangenblüten enthalten ebenfalls beruhigende Substanzen. Reiben Sie sich mit Orangenblütenöl ein, oder trinken Sie einen Tee aus den Blüten. Langfristig trägt dies zur inneren Besänftigung bei.

BEWUSST ATMEN LERNEN

Alle Formen von psychosomatischen Störungen lassen sich mit einer richtigen Atmung bessern oder ganz heilen. Die notwendige Technik dazu ist leicht zu erlernen und kann überall ausgeführt werden. Bei schweren psychischen oder psychosomatischen Beschwerden kann eine Atemtherapie bei einem Therapeuten angezeigt sein.

Angst beispielsweise führt zu einer Verkrampfung des Körpers, womit die Symptome wie beschleunigter Puls, Verdauungsstörungen oder Muskelzittern verstärkt werden. Die richtige Atmung verhilft zur Entspannung.

● **Auf den Atem konzentrieren**

Konzentrieren Sie sich bei Angstattacken auf Ihren Atem. Legen Sie sich, wenn möglich, hin, und versuchen Sie, den Oberbauch zu lösen. Legen Sie Ihre Hände auf den Bauch, und spüren Sie, wie sich die Bauchdecke beim Ein- und Ausatmen hebt und senkt. Geben Sie sich ganz diesem Gefühl hin.

● **Die Muskeln entspannen**

Achten Sie darauf, den Nacken, die Schultern und die Oberschenkel ganz zu lösen, und schließen Sie die Augen. Versuchen Sie, Ihre einzelnen Muskelpartien ganz tief zu lösen, indem Sie Unter- und Oberschenkel, Po und Arme nacheinander fest und kurz anspannen und dann loslassen.

● **Bauchdeckengymnastik**

Falls die Erregung so stark ist, dass Ihnen auf Anhieb keine tiefe Bauchatmung gelingt, ziehen Sie den Bauch beim Ausatmen ganz bewusst und ruckartig ein, beim Einatmen dehnen Sie die Bauchdecke so weit wie möglich nach oben. Mehrmals wiederholen.

● **Den Körper wahrnehmen**

Versuchen Sie Ihren Körper zu erspüren, nachdem Sie die Muskeln gelöst haben. Spüren Sie zunächst die Stellen, auf denen Ihr Körper aufliegt. Bleiben Sie dabei ganz ruhig auf Ihren Atem konzentriert.

● **Regelmäßig üben**

Führen Sie diese Übung regelmäßig 5 Minuten lang abends vor dem Einschlafen und morgens im Bett durch.

Bettnässen

Ursachen und Symptome

In den meisten Fällen sind die Ursachen für Bettnässen psychischer Natur. Die Kinder fühlen sich vernachlässigt oder leiden unter starken Ängsten. Bettnässen kann jedoch auch organische Gründe haben. In diesen Fällen fehlt dem Kind die Kontrolle über die Blasenwandmuskulatur. Die Krankheit scheint jedoch auch einen genetischen Hintergrund zu haben: Bei 40 Prozent aller Bettnässerfälle war ein Elternteil in der Jugend selbst von dem Leiden betroffen.

Von Bettnässen spricht man, wenn ein Kind, das schon sauber war, plötzlich wieder beginnt, im Schlaf Harn zu lassen. Meistens sind die Kinder drei bis vier Jahre alt. Bei Jungen tritt die Störung übrigens doppelt so oft auf wie bei Mädchen.

Johanniskraut bei Bettnässen

Aufgrund seiner entspannenden und entkrampfenden Wirkung hat die Volksmedizin seit jeher Johanniskraut gegen das Bettnässen eingesetzt. Äußerlich als Ölanwendung eingesetzt, sensibilisiert es die Beckenmuskulatur. In Form von Tee sorgt es für eine allgemeine Entspannung des Nervensystems, ohne dabei einschläfernd zu wirken.

Bettnässende Mädchen reagieren auf Johanniskraut sehr viel besser als Jungen. In einer Studie konnten 31,5 Prozent der Mädchen, aber nur elf Prozent der Jungen mit Hilfe von Hyperikumextrakt geheilt werden. Kuren mit Johanniskraut allein lindern zwar die Symptome, helfen jedoch nicht, wenn von den Eltern nicht auch langfristig begleitende psychotherapeutische Maßnahmen ergriffen werden.

Lassen Sie im Fall von Bettnässen bei einem älteren Kind auf alle Fälle zunächst abklären, ob etwa eine organische Ursache vorliegt.

Anwendungen mit Johanniskraut

▶ **Johanniskrautöl, äußerlich:** Reiben Sie Ihrem Kind jeden Abend die Innenseiten der Oberschenkel mit Johanniskrautöl ein. Versuchen Sie dabei, eine beruhigende Geschichte oder ein schönes Märchen zu erzählen. Die ersten Erfolge sollten sich bereits nach einer Woche einstellen.

▶ **Johanniskrauttee, innerlich:** Geben Sie Ihrem Kind täglich 2 Tassen Johanniskrauttee zu trinken, 1 morgens und 1 abends vor dem Schlafengehen. Der Tee wirkt direkt auf die Psyche. In ganz schweren Fällen können Sie die Teekur mit der äußerlichen Anwendung mit Johanniskrautöl kombinieren.

Schimpfen Sie Ihr Kind nicht aus, wenn es nachts einnässt. Das steigert nur die Angst des Kindes und verschlimmert den Zustand.

Wasserlassen üben

Üben Sie mit Ihrem Kind, jede Stunde Wasser zu lassen und dann den Harnstrahl zwei- bis dreimal durch Zusammenziehen der Beckenmuskeln zu unterbrechen. Daraus kann man auch ein lustiges Spiel machen. In zwei von drei Fällen führt dieses Training der Beckenmuskulatur durch die Start-und-Stopp-Technik zur vollständigen Heilung des Bettnässens.

Begleitende Maßnahmen

▶ Geben Sie Ihrem Kind öfter kleine Portionen zu trinken. Die Blase wird dadurch weniger belastet.

▶ Achten Sie darauf, dass Ihr Kind am Vormittag die meiste Flüssigkeit zu sich nimmt.

▶ Lassen Sie Ihr Kind nicht in zu kalten Räumen (unter 14 °C) schlafen. Kältereize stimulieren den Harndrang.

▶ Bringen Sie Ihrem Kind bei, wie oft es auf die Toilette zu gehen hat. Rund 90 Prozent aller Eltern glauben, dass ihr Kind selbst spürt, wann es die Blase entleeren muss.

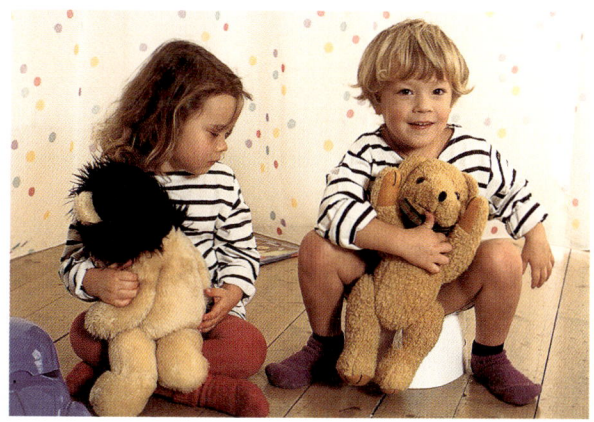

Ersparen Sie Ihren Kindern soweit wie möglich den Drill beim Sauberwerden. Irgendwann sind sie schon soweit. Rückfälle, die danach auftreten, haben meist seelische Ursachen.

Diese Vorstellung ist falsch. Ein Kind muss erst lernen, wie sich eine volle Blase eigentlich anfühlt. Fragen Sie Ihr Kind nach diesen Gefühlen – und erziehen Sie es dazu, regelmäßig zur Toilette zu gehen.

▶ Viele Kinder nässen nur ein, wenn sie auf dem Rücken liegen. Binden Sie in dem Fall Ihrem Kind eine Windel sanft um den Bauch, so dass der Knoten auf dem Rücken ist. Dann gewöhnt es sich beim Schlafen an die Seitenlage.

▶ Sprechen Sie mit Ihrem Kind über das Bettnässen, und belohnen Sie es immer, wenn es trocken bleibt.

Nächtliches Toilettentraining

Manche Eltern setzen ihr bettnässendes Kind nachts im Halbschlaf auf den Topf. Das ist falsch und bringt überhaupt nichts. Trainieren Sie lieber das unbewusste Bettnässen weg. Dazu muss das Kind

▶ Vollkommen wach werden
▶ Selbst aus dem Bett steigen
▶ Seine Hausschuhe anziehen
▶ Eigenständig zur Toilette gehen

Lassen Sie Ihr Kind einen Kalender führen und darin die trockenen Nächte eintragen. Das Kind kann so seine Erfolge erleben.

Depression

Ursachen

Die Ursachen einer Depression sind sehr vielfältig und können rein psychischer, aber auch organischer Natur sein – beispielsweise, wenn es zu Störungen im Hormonhaushalt kommt. Depressionen sind in verschiedene Schweregrade einzuteilen. Manchmal handelt es sich nur um ein vorübergehendes Stimmungstief, in schweren Fällen werden die Patienten völlig lebensuntüchtig und müssen jahrelang behandelt werden.

Düfte für die Seele: Auch ätherische Öle wie Rosen-, Geranien- oder Orangenöl wirken stimmungsaufhellend.

Depressionen können auch genetisch bedingt sein. Wer in seiner nächsten Verwandtschaft einen Depressionskranken hat, trägt selbst ein Risiko von 10 bis 20 Prozent. Nach Untersuchungen der Weltgesundheitsorganisation (WHO) leiden etwa vier bis sechs Prozent der Weltbevölkerung an einer Depression. Mit zunehmendem Alter nimmt die Quote zu, man geht davon aus, dass rund ein Drittel aller über 60-Jährigen unter Depressionen leiden.

Prägungen und Schicksalsschläge

Wer in einem pessimistisch gestimmten Elternhaus aufgewachsen ist oder vermittelt bekam, dass ein halb volles Glas grundsätzlich halb leer ist, neigt eher dazu, als Erwachsener Depressionen zu entwickeln, als Kinder, die zu Optimisten erzogen wurden.

Grundsätzlich können Trennungen, Todesfälle, Scheidung, Liebeskummer, berufliche Niederlagen und finanzielle Sorgen, aber auch schwere Krankheiten unmittelbare Auslöser für Depressionen sein. Die psychische Verfassung ist dann stark geschwächt und macht sich auf Dauer auch organisch in einem veränderten Hormonspiegel bemerkbar.

Symptome

Depressive Patienten weisen tagsüber eine verringerte Aktivität des stimmungshebenden Hormons Serotonin auf und produzieren nachts geringere Mengen des schlaffördernden Hormons Melatonin. Diese Stoffwechselstörungen können durch eine länger dauernde Johanniskrautkur sehr gut beeinflusst werden. Depressionen treten vermehrt im Frühjahr und Herbst auf. Es sind dies die Zeiten, in denen sich der Körper hormonell umstellt. Auch hier kann eine Kur mit Johanniskraut ausgleichend und stimmungsaufhellend wirken.

Anzeichen eines Stimmungstiefs

▶ Nachlassendes Interesse an gewohnten Vorlieben
▶ Ein- und Durchschlafstörungen
▶ Appetitlosigkeit oder Fressattacken
▶ Lustlosigkeit, Müdigkeit, Schwäche
▶ Mangelnde Lebensfreude
▶ Schuldgefühle
▶ Konzentrationsschwäche
▶ Anhaltendes Weinen
▶ Ängste
▶ Innere Unruhe, Zittern
▶ Selbstmordgedanken

Sommer und Sonne machen gute Laune. Wenn der Körper allerdings nicht ausreichend Sonnenlicht bekommt, sinkt die Stimmungslage. Tanken Sie deshalb immer genügend Licht!

Unterschiedlicher Schweregrad

Bei leichten und mittleren Depressionen können die Betroffenen noch am sozialen Leben teilnehmen und auch ihren Beruf ausüben.

Schwer Depressive sind lebensuntüchtig und außerstande, berufliche oder soziale Kontakte zu pflegen. Bei ihnen besteht große Selbstmordgefahr. Diese Patienten müssen unbedingt in fachärztliche Behandlung.

Manisch-depressive Störungen

Als manisch-depressiv bezeichnet man Patienten, die unter extremen Stimmungsschwankungen leiden. Gedrückte Stimmungslagen wechseln mit Phasen der Euphorie, Reizbarkeit oder Aggression. Manische Depressionen gehören zu den schweren Erkrankungen und müssen von einem Facharzt behandelt werden.

Früher wurde Johanniskraut in der Schulmedizin allenfalls bei leichten Stimmungstiefs eingesetzt. Mittlerweile wird nicht mehr daran gezweifelt, dass Hyperikum auch bei längerfristigen Depressionen wirksam ist.

Winterdepression

Sobald die Tage nebliger werden und die Dunkelheit früher hereinbricht, beginnt bei manchen die so genannte Winterdepression. Erste Anzeichen dafür sind grundlose Traurigkeit und Lustlosigkeit, Müdigkeit und oftmals auch Heißhunger auf Süßes. Der Lichtmangel führt dazu, dass der für die allgemeine Stimmungslage wichtige Melatonin- und Serotoninhaushalt im Gehirn aus dem Gleichgewicht gerät.

Da Johanniskraut gezielt und ausgleichend in die Serotonin-Melatonin-Produktion eingreift und außerdem die Fähigkeit des Körpers verbessert, auch geringere Lichtmengen für sich zu nutzen, gehört es bei der Behandlung einer Winterdepression unbedingt dazu.

Johanniskraut bei depressiver Verstimmung

Die leuchtend orangerote Farbe des Johanniskrauttees belebt die Psyche schon optisch und steigert die Vitalität. Das bittere Aroma regt den Stoffwechsel an. Teeanwendungen bilden so eine wirkungsvolle Ergänzung zu den pharmakologischen Wirkungen von Hyperikum. Johanniskraut steigert die nächtliche Melatoninausschüttung. Der Schlaf wird tiefer, länger und erholsamer, schwere Träume werden seltener. Dadurch kann sich die Psyche allmählich wieder stabilisieren.

MIT DEPRESSIVEN RICHTIG UMGEHEN

Depressive Menschen verlangen von ihrer Umwelt ein gesteigertes Maß an Geduld, Liebe und psychischer Stabilität. Wer mit einem Menschen zusammenlebt, der in allem nur das Negative sieht, läuft Gefahr, auf Dauer aggressiv oder selbst depressiv zu werden. Folgende häufige Fehler sind deshalb zu vermeiden:

● **Keine Appelle!**

Wer einen Depressiven auffordert, sich nicht so gehen zu lassen oder sich einmal zusammenzureißen, vergrößert nur dessen Verzweiflung. Man unterstellt ihm damit absichtliche oder zumindest vermeidbare Schwäche. Doch das Wesen dieser Schwäche besteht ja gerade darin, dass der Betroffene ihr ausgeliefert ist. Ein solcher Appell kann also von einem depressiven Patienten unmöglich befolgt werden, was seine Resignation und Frustration nur noch weiter steigert.

● **Keine Aufmunterungen!**

Vermeiden Sie es, einen depressiven Menschen ablenken zu wollen, nach dem Motto: »Gönn dir doch mal etwas Spaß!« Er kann sich nicht mehr freuen, erst recht nicht an Vergnügungen. Im Gegenteil, jegliche Konfrontation mit den schönen Dingen des Lebens lässt ihn sein Elend nur noch deutlicher erleben. Der Depressive wird nicht durch die Begegnung mit etwas Schönem geheilt, sondern dadurch, dass er lernt, sich zu stabilisieren und den Alltag wieder zu meistern.

● **Kein Ausreden von Wahnideen!**

Depressive leiden häufig unter Wahnideen, z. B. stellen sie sich vor, zu erkranken, zu verarmen oder an allem schuld zu sein. Es hat keinen Sinn, ihnen diese fixen Ideen ausreden zu wollen. Der Wahn hat seine eigene Logik, die dem Betroffenen Sicherheit gibt. Wer einem vom Wahn geleiteten Menschen seine fixen Ideen ausreden will, sorgt nur dafür, dass sich eine neue Wahnvorstellung bei ihm entwickelt: Er ist überzeugt, dass seine Umwelt ihm nicht glauben und ihn abservieren will. Das beste ist, nicht wertend darauf einzugehen.

Das Hyperizin sorgt dafür, dass genügend Dopamin im Hirn produziert wird, indem es den Abbau dieser Substanz zu Noradrenalin verhindert. Dopamin ist ein Neurotransmitter, der für die Übertragung hemmender Signale von einer Hirnzelle zur nächsten zuständig ist. Fehlt dieser Botenstoff, so ist die Psyche anfälliger für Stressreize, was wiederum Frustrationen und Schwermut zur Folge haben.

Johanniskraut verbessert die Fähigkeit des Körpers, auch geringe Lichtmengen zu verwerten. Je kräftiger die Sonne scheint, desto schneller hebt sich die Laune. Hyperikum sorgt dafür, dass der Körper diesen Effekt auch in trüben Jahreszeiten nutzt. Schließlich dringt ein guter Teil der Sonnenstrahlung auch durch geschlossene Wolkendecken. Die Inhaltsstoffe in der Heilpflanze verändern nachweislich die Erregungskurven im Gehirn. Schnellere Anteile verringern sich dann zugunsten langsamerer Erregungskurven. Das bedeutet, dass sich der Organismus allmählich entspannt, und fördert somit einen konzentrierteren Gedankenablauf.

Manche Depressionen sind vorübergehender Natur und beispielsweise durch Klimaumschwünge bedingt. Hier kann Johanniskraut als vorbeugendes Mittel gut eingesetzt werden.

Anwendungsformen

Gegen Depressionen geht man am besten mit Johanniskrauttinktur oder Johanniskrauttee sowie mit Trockenextrakten vor. Diese Kuren eignen sich auch zur Vorbeugung. Für die Dosierung gilt, dass Sie die Menge von 1 Milligramm Gesamthyperizin auf Dauer nicht überschreiten sollten. Trinken Sie also möglichst nicht mehr als 4 Tassen Johanniskrauttee pro Tag.

Eine Kur mit Trockenextrakten aus Johanniskraut dauert mindestens 4, eine Anwendung mit Tee oder Tinktur mindestens 6 Wochen. Nach 7 Wochen sollte eine deutliche Besserung eingetreten sein, ansonsten müssen Sie die Therapie wechseln.

Mischung mit Schafgarbe

Schafgarbe und Johanniskraut sind vor allem gegen Winterdepressionen ein bewährtes Mittel.

▶ **Heilrezeptur:** Mischen Sie 20 Gramm getrocknetes Johanniskraut und 20 Gramm Schafgarbenkraut, und übergießen Sie 2 Teelöffel dieser Mischung mit 1/4 Liter siedendem Wasser. 10 Minuten ziehen lassen, dann abseihen. Trinken Sie von diesem Tee 1 bis 2 Wochen lang täglich 2-mal 1 Tasse.

Ernährung umstellen

Depressionen sollte man nicht mit Schokolade und Süßigkeiten angehen, sondern mit einer Ernährungsumstellung, die den Körper wieder stabilisiert. Bestimmte Gemüse enthalten Substanzen, die den Flavonoiden des Johanniskrauts sehr ähnlich sind und die Stimmung günstig beeinflussen können. Dazu gehören vor allem querzetinreiche Pflanzen wie beispielsweise:

▶ Brokkoli   ▶ Gelbe Zwiebeln
▶ Grünkohl   ▶ Kirschen

Bei schweren Depressionen empfiehlt sich eine Behandlung mit Hyperikum in homöopathischen Dosen oder über mehrere Monate hinweg in Tablettenform eingenommen.

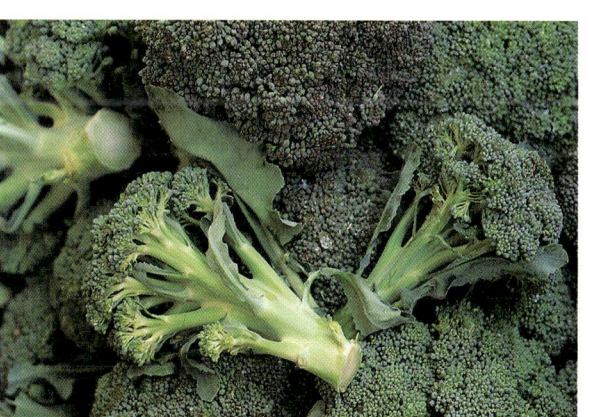

Brokkoli ist nicht umsonst der Deutschen liebste Gemüsebeilage. Er ist in guter Tiefkühlqualität das ganze Jahr über erhältlich und hilft bei nervöser Reizbarkeit und Unruhe.

schlag erhöht, und die Muskeln verspannen sich. Die Schweißdrüsen werden angeregt, die Durchblutung stark verringert. All diese Nebenwirkungen schlagen sich in mangelnder Konzentration nieder.

Außerdem führen die Stresshormone das Hirn in einen so genannten Wahrnehmungstunnel. Das bedeutet, dass sich die Aufmerksamkeit verspannt auf ein Objekt richtet. Diese Bündelung der Aufmerksamkeit darf jedoch nicht mit Konzentration verwechselt werden. Das Gegenteil ist der Fall. Der Wahrnehmungstunnel lenkt das Gehirn auf einen Reiz, indem er es von anderen Reizen abschottet. Sich konzentrieren hingegen heißt, die Geisteskräfte zu bündeln und wach für möglichst viele Reize zu bleiben.

▶ **Kaffee, Colagetränke, Energydrinks, Alkohol:** Aufputschmittel sorgen zwar kurzfristig für Wachheit, bescheren dem Gehirn längerfristig jedoch ein tiefes Konzentrationsloch. Das Gleiche gilt für Alkohol. Er entspannt zunächst, was viele Gestresste als konzentrationsfördernd empfinden, ermüdet jedoch rasch, vernebelt die Sinne und schädigt zudem die Hirnzellen.

▶ **Süßigkeiten:** Der Einfachzucker in Schokolade, Keksen und sonstigen Süßigkeiten treibt den Blutzuckerspiegel kurzfristig nach oben, man fühlt sich also wach. Kurz darauf lässt er ihn jedoch wieder abfallen, da die Bauchspeicheldrüse große Mengen an Insulin ausschüttet. Um konzentriert zu bleiben, braucht das Gehirn jedoch einen gleichmäßigen Glukosespiegel.

▶ **Schwere Mahlzeiten:** Fettreiche Speisen fordern dem Verdauungstrakt viel ab. Das Blut strömt daraufhin aus dem Gehirn in Magen und Darm. Konzentriertes Arbeiten wird durch komplexe Kohlenhydrate (Müsli, Vollkornbrot, Obst, Gemüse), wenig Fleisch und möglichst keine Süßigkeiten ermöglicht.

Zu viel zuckerhaltige Lebensmittel, Alkohol und Zigaretten sind die größten Konzentrationskiller. Achten Sie auf eine ausgewogene, leichte Ernährung und eine ausreichende Sauerstoffzufuhr, wenn Sie viel geistig arbeiten müssen.

Geistige Kräfte bündeln

Konzentration heißt, seine geistigen Kräfte auf ein bestimmtes Ziel hin zu bündeln, ohne dabei zu verkrampfen und zu verspannen. Wer beispielsweise bei der Arbeit stets unter Termindruck steht, wird mit dem konzentrierten Arbeiten Probleme haben. Der Grund: Die Angst, die Termine nicht einhalten zu können, verspannt – und ein verkrampfter Geist ist in seiner Leistungsfähigkeit eingeschränkt.

▶ **Falsche Arbeitsmethode:** Wer in der Woche über 50 Stunden arbeitet und dennoch nichts zu Ende bringt, sollte seine Zeiteinteilung überprüfen. Konzentrationsschwäche führt nämlich dazu, unsystematisch zu arbeiten, vieles anzufangen und keine Kraft zum Durchhalten aufzubringen. Dadurch wächst der Berg unerledigter Aufgaben, der Termindruck wird größer und mit ihm auch der konzentrationsfeindliche Stress.

Versuchen Sie, immer nur eine Sache ganz zu machen. Vermeiden Sie äußere Ablenkungen. Damit sammeln Sie sich, und die Konzentration lässt sich so steigern.

Johanniskraut bei Konzentrationsschwäche

Johanniskraut ist wie Baldrian und Hopfen ein ausgezeichnetes Beruhigungsmittel. Im Unterschied zu jenen Heilpflanzen hat es jedoch den Vorteil, das Gehirn nicht nur auf Entspannung, sondern auch auf freudige Erregung einzustimmen. Das bedeutet, dass Johanniskraut beruhigt, ohne müde zu machen, und entspannt, ohne die geistige Wachheit einzuschränken.

Verantwortlich für diese harmonisierenden Wirkungen des Johanniskrauts sind das Hyperizin sowie die Flavonoide Querzetin und Querzitrin. Sie bewirken auch, dass der als Glückshormon bezeichnete Botenstoff Serotonin im Gehirn aktiviert werden kann. Das Wirkstoffprofil des Johanniskrauts blockiert also übermäßige Erregungen, sorgt aber gleichzeitig für wache Sinne.

Anwendungsformen

Bei Konzentrationsschwäche ist eine Teekur das beste Mittel. Wer geistig auf hohem Niveau arbeiten muss und wem ständig eine hohe Konzentration abverlangt wird, sollte grundsätzlich statt Kaffee Johanniskrauttee bevorzugen. Trinken Sie den Tee möglichst nicht nebenbei! Allein der konzentrierte Teegenuss beruhigt und sammelt die Sinne. Schließlich hat der Johanniskrauttee auch noch den Vorteil, dass er leicht bitter schmeckt und dadurch über das Geschmackszentrum eine Art Wake-up-Signal im Gehirn hervorruft.

▶ **Heilrezeptur:** Trinken Sie täglich 2 Tassen Johanniskrauttee: 1 am Morgen, die zweite am Nachmittag zwischen 14 und 16 Uhr, wenn eine besonders große Gefahr besteht, in ein Müdigkeitsloch zu fallen.

In schweren Fällen kann die Therapie vorübergehend mit Hyperikumkapseln unterstützt werden.

Johanniskraut wirkt gleichermaßen anregend und entspannend und kann daher für die Konzentration eine wertvolle Hilfe sein.

Das fördert die Konzentration

● Seien Sie gespannt, aber nicht angespannt, auf gar keinen Fall verspannt.

● Achten Sie auf regelmäßige Erholungspausen.

● Gehen Sie möglichst unverkrampft an die Arbeit.

● Bündeln Sie Ihre Aufmerksamkeit auf einen Punkt.

● Tun Sie möglichst nie mehr als eine Sache auf einmal, und schalten Sie Störfaktoren ab.

● Vermeiden Sie überflüssige Ablenkungen, wie etwa neben der Arbeit fernzusehen oder Radio zu hören.

● Erlernen Sie eine Entspannungstechnik.

● Finden Sie den Mittelweg zwischen geistiger Sammlung und Gelassenheit durch Meditationsübungen.

● Denken Sie daran, ab und zu etwas Schönes zu tun.

Nervosität, vegetative Dystonie

Ursachen

Nervosität ist ein allgemeiner Ausdruck für verschiedenartige Störungen, die ihrerseits vielfältige Ursachen haben können. Meistens hat vegetative Dystonie psychische Gründe, etwa ungelöste innere Konflikte, die sich im Unbewussten verselbstständigen und körperliche Reaktionen hervorrufen. Zu den weiteren Ursachen zählen diffuse Ängste, Überarbeitung, geistige und körperliche Erschöpfung und übermäßiger Zigaretten- oder Kaffeekonsum.

Viele Symptome der vegetativen Dystonie lassen sich mit Johanniskraut entweder ganz beheben oder zumindest weitgehend lindern.

Symptome

Nervöse Beschwerden äußern sich in der Regel durch Blutdruckstörungen, denen Atembeschwerden, Herzrasen oder Herzbeklemmung folgen. Hinzu kommt, dass bei jedem Patienten die Organe als erstes reagieren, die ohnehin anfällig sind.

So bekommen manche aufgrund starker Nervosität Magen- und Bauchschmerzen, wieder andere leiden unter Kopf-, Nacken- und Rückenschmerzen. Ohrenempfindliche erleiden einen Hörsturz oder erkranken an Tinnitus.

Der Patient wirkt fahrig, zittert an den Händen oder Augenlidern, weist extreme Schweißbildung auf und reagiert mit ausgetrockneten Schleimhäuten. Die sexuelle Lust nimmt rapide ab, bei Männern kann vegetative Dystonie zu vorübergehender Impotenz führen.

Im psychischen Bereich äußert sich die Störung durch plötzlich auftretende Ängste, Schlaflosigkeit bei gleichzeitiger starker Ermüdung, Unruhe und anhaltende Konzentrationsschwäche. Die Patienten sind sehr leicht reizbar und neigen zu Aggression oder Depression.

Rechtzeitig vorbeugen

Sofern die nervösen Zustände nicht rechtzeitig behandelt werden, können die körperlichen Symptome in eine chronische Form übergehen und ernsthafte Funktionsstörungen nach sich ziehen.

▶ Die starke Ausschüttung von Stress- und Angsthormonen treibt die Blutfettwerte nach oben und begünstigt arteriosklerotische Veränderungen an den Blutgefäßen, in schweren Fällen auch einen Schlaganfall.

▶ Das ständige Ungleichgewicht im Verdauungsapparat begünstigt Gastritis, Magen- oder Zwölffingerdarmgeschwüre und führt zu Durchfall bzw. Verstopfung.

▶ Aus der ständigen Anspannung der Muskulatur können Muskelschmerzen entstehen; besonders gefährdet sind die Muskeln im Rücken-, Nacken- und Kopfbereich.

▶ Der trockene Mund ist ein Zeichen von gedrosselter Speichelsekretion. Damit fehlt dem Organismus ein wichtiger Hygienewächter und Verdauungshelfer.

Johanniskraut bei nervösen Störungen

Johanniskraut wurde schon von den Ärzten der Antike zur Behandlung nervöser Symptome eingesetzt. Neuere Untersuchungen beweisen seine hohe Wirksamkeit in diesen Fällen. Zu regelrechten Spontanerfolgen binnen weniger Tage kommt es bei den typischen Symptomen Verstopfung, Mundtrockenheit, übermäßige Schweißbildung und Händezittern.

▶ **Heilrezeptur:** Um die Nervosität zu lindern, sollten Sie täglich 2 bis 3 Tassen Johanniskrauttee trinken, am besten zu den drei Hauptmahlzeiten. Die letzte Tasse sollte nicht nach 19 Uhr getrunken werden. Wichtig ist jedoch, dass Sie die Ursachen erkennen und versuchen, eine gesündere Lebensform für sich zu finden.

Achten Sie darauf, genügend Ruhepausen einzulegen. Ein nervöser Mensch ist auch immer stark angespannt. In diesem Zustand kann sich die nervöse Erregung nicht von alleine legen.

Schlafstörungen

Ursachen und Symptome

Schlafstörungen können von Medikamenten, Krankheiten, falscher Ernährung und übermäßigem Alkohol-, Kaffee- oder Zigarettenkonsum verursacht werden. Zudem rauben Ärger, Ängste und Sorgen sowie Stress und Überforderung dem Menschen den Schlaf.

Bei Schlafstörungen unterscheidet man zwischen verschiedenen Formen. Wer unter Einschlafstörungen leidet, wälzt sich stundenlang im Bett, ohne richtig einschlafen zu können. So genannter leichter Schlaf äußert sich in der mangelnden Fähigkeit, in die Tiefschlafphase zu gelangen, der Betroffene wacht beim kleinsten Geräusch auf. Letzteres nimmt den Organismus stark mit, da sich der Körper nicht mehr ausreichend regeneriert. Schließlich gibt es noch die so genannte Ausschlafstörung. Dabei erwacht der Betroffene meistens frühmorgens gegen vier oder fünf Uhr und kann nicht mehr einschlafen. Die Patienten werden in dieser Zeit nicht selten von Ängsten und Sorgen geplagt oder glauben, den vor ihnen liegenden Tag nicht zu überstehen.

> **Trinken Sie, wenn Sie an Schlafstörungen leiden, vor dem Zubettgehen möglichst keinen Alkohol. Er ermüdet zwar zunächst, stört aber den empfindlichen Schlafrhythmus des Körpers.**

Johanniskraut bei Schlafstörungen

In der Volksmedizin wird Johanniskraut seit je zur Behandlung von Schlaflosigkeit erfolgreich eingesetzt. Sein therapeutischer Wert besteht darin, den gestörten Melatoninspiegel im Gehirn wieder zu regulieren. Zu Schlaflosigkeit kommt es physiologisch dann, wenn die Zirbeldrüse nachts zu wenig Melatonin ausschüttet. Dieser Botenstoff ist hauptverantwortlich für einen ruhigen, erholsamen Schlaf, denn sobald das Gehirn Tageslicht registriert, wird die Melatoninausschüttung gestoppt, und man erwacht.

Das wirklich Bemerkenswerte am Johanniskraut besteht darin, dass es Schlaflosigkeit beseitigt, ohne müde und schläfrig zu machen. Man kann also durchaus am frühen Abend noch einen Johanniskrauttee trinken, ohne Angst haben zu müssen, nicht mehr wach bleiben zu können.

Anwendungen

Der Schlaflosigkeit sollten Sie mit einer Johanniskraut-Teekur abhelfen. Trinken Sie 2 bis 3 Tassen täglich, möglichst zu den Mahlzeiten. Bei dieser Kur geht es darum, den Melatoninspiegel langfristig zu stabilisieren. Dazu müssen die Wirkstoffe des Johanniskrauts Tag und Nacht im Blut auf einem möglichst hohen Niveau vorhanden sein. Deshalb ist es empfehlenswert, den Tee in kleineren Mengen über den ganzen Tag verteilt zu trinken. Die Kur sollte ungefähr 1 bis 2 Monate lang durchgeführt werden.

Ein gut gelüftetes, nicht zu warmes Schlafzimmer und ein Spaziergang vor dem Zubettgehen fördern den tiefen Schlaf.

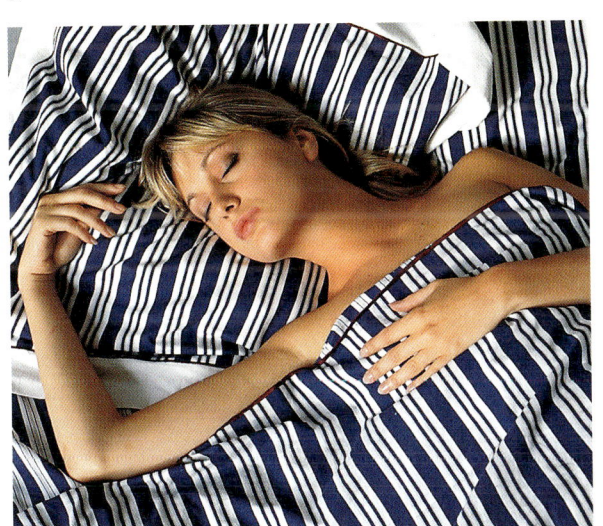

Die Vorstellung, dass jeder Mensch acht Stunden Schlaf pro Nacht benötigt, ist überholt. Neue Erkenntnisse belegen, dass einige Menschen mit sechs Stunden auskommen, andere brauchen fast zehn Stunden Nachtruhe, um fit zu sein.

Wechseljahrebeschwerden

Ursachen und Symptome

Unter den so genannten Wechseljahren bzw. dem Klimakterium versteht man die vollständige Hormonumstellung im weiblichen Körper, während derer die Frau ihre Fruchtbarkeit verliert. Die Wechseljahre sind bei jeder Frau unterschiedlich lang. Abhängig von ihrem allgemeinen Hormonhaushalt und der körperlichen Konstitution können sie in Ausnahmefällen schon ab dem 35. Lebensjahr auftreten, in der Regel beginnt der Wechsel jedoch im fünften Lebensjahrzehnt.

Jede Frau durchlebt die Wechseljahre, doch nicht alle reagieren mit den gleichen Symptomen. Die psychische Befindlichkeit und die körperliche Konstitution spielen hier eine wesentliche Rolle.

Komplizierter Regelkreis

Das Hormonsteuerungszentrum im Gehirn und die Eierstöcke stehen in einer direkten Verbindung zueinander. Dieser Regelkreis stabilisiert den weiblichen Monatszyklus und die Fruchtbarkeit der Frau. Wenn der Wechsel beginnt, lässt die Produktion von Östrogen und Progesteron allmählich nach. Das Zwischenhirn veranlasst daraufhin die Hirnanhangsdrüse (Hypophyse), mehr Hormone auszuschütten, um die untätigen Eierstöcke wieder zum Arbeiten zu bringen. Doch deren Funktion lässt altersbedingt nach.

Der Hormonregelkreis kommt schließlich aus dem Gleichgewicht. Im Gehirn werden dauernd Aufträge zu gesteigerter Hormonproduktion vergeben, während die Eierstöcke ihre Arbeit allmählich einstellen.

Vorübergehend kommt es also zu einem Anstieg der Hormone aus der Hypophyse bei gleichzeitigem Abfall der weiblichen Geschlechtshormone Östrogen und Progesteron. Infolgedessen entwickeln sich die typischen Wechseljahrebeschwerden wie Hitzewallungen, Herzjagen und Schweißausbrüche.

Hormontherapie

Die übliche Hormontherapie besteht aus einer Behandlung mit Östrogen-Gestagen-Kombinationen. Dadurch werden viele Wechseljahrebeschwerden gemildert oder ganz verhindert. Allerdings sind die Hormonpräparate wegen ihrer Nebenwirkungen umstritten.

Eine gesunde Frau, die sich mit genügend Milchprodukten ernährt, kein Übergewicht hat, Sport treibt und keine familiengeschichtlichen Risikofaktoren (beispielsweise eine krebskranke Mutter) hat, kann meist auf eine künstliche Hormontherapie verzichten. Gegen Depressionen, Hitzewallungen oder Schweißausbrüche kann man auch mit pflanzlichen Heilmitteln angehen, etwa mit Johanniskraut.

Östrogene erzeugen in den von ihnen gesteuerten Organen ein Milieu, in dem sich bösartige Wucherungen leichter als sonst entwickeln können. Gestagen hebt diesen Effekt zwar wieder auf, dennoch wird in den natürlichen Regelkreis des Körpers eingegriffen. Manche Frauen reagieren auf Hormonpräparate mit starken Stimmungsschwankungen oder Gewichtszunahme. Allerdings soll, jüngeren Untersuchungen zufolge, das Risiko von Gebärmutter-, Eierstock- und Brusttumoren durch Östrogen-Gestagen-Präparate auch verringert werden können.

Hormonpräparate können zwar Hitzewallungen und Schweißausbrüche eindämmen, dennoch sind Risiken und Nebenwirkungen nicht ausgeschlossen. Eine sanfte Behandlung mit Johanniskraut ist deshalb stets zu bevorzugen.

Krebserkrankungen vorbeugen

Wie viele andere Pflanzen ist Johanniskraut reich an Flavonoiden, die nicht nur aggressive Moleküle – die so genannten freien Radikale – von den Körperzellen fernhalten, sondern auch Krebs fördernde Enzyme ausschalten. Flavonoide hemmen vor allem die Entwicklung von Tumoren des Verdauungstrakts und von

AKTIV GEGEN OSTEOPOROSE

Bei jeder dritten Frau führt die schwindende Östrogen-produktion zu einem Abbau der Knochenmasse. Män-ner sind vom Knochenschwund auch betroffen, aller-dings nicht so zahlreich. Bei der Osteoporose verliert der Körper pro Jahr rund ein Prozent seiner Knochenmasse. Die Folgen sind Schmerzen in den Knochen und Gelen-ken, eine allmähliche Krümmung der Wirbelsäule und vor allem ein erhöhtes Risiko für Knochenbrüche.
Gegen Osteoporose kann man jedoch frühzeitig ange-hen. Eine gesunde, vitalstoffreiche Ernährung ist wichtig und hilfreich, außerdem braucht der Körper eine ver-mehrte Zufuhr an dem knochenstabilisierenden Mine-ralstoff Kalzium und erhöhte Mengen an Vitamin D. Frauen, die sich regelmäßig an der frischen Luft bewe-gen, leichten Sport treiben und die Muskeln durch Gym-nastik kräftigen, erkranken zudem seltener.

Eine gefürchtete Begleiterschei-nung der Wech-seljahre ist die Osteoporose, also der Kno-chenabbau, der durch einen übermäßigen Kalziumverlust mit verursacht wird.

hormonbedingten Tumoren wie etwa Brustkrebs. Be-reits bestehende Krebserkrankungen können sie in der Regel jedoch nicht mehr zum Abklingen bringen. Nicht selten werden Frauen in den beginnenden Wechsel-jahren krebskrank. Die Ursachen dafür können auch in der hormonellen Umstellung und ihren psychischen Be-gleiterscheinungen liegen.

Die Krebs vorbeugende Wirkung gehört allerdings nicht zu den spezifischen Wirkungen des Johanniskrauts. Gemüsesorten wie etwa Brokkoli, Sauerkraut, Möhren oder Spinat sowie Obstsorten wie Kiwis, Aprikosen oder Zitronen sind in dieser Hinsicht sicherlich von größerer Bedeutung. Dennoch kann der tägliche Genuss von einer Tasse Johanniskrauttee den vorbeugenden Kampf gegen den Krebs sinnvoll unterstützen.

Johanniskraut bei Wechseljahrebeschwerden

Johanniskraut eignet sich auch bei hormonbedingten Stimmungsstörungen als wirkungsvolles Antidepressivum. Frauen, die während der Wechseljahre unter depressiven Zuständen, Ängsten und Schlafstörungen leiden, können so ihre Beschwerden weitgehend lindern. Johanniskraut weist gegen Depressionen in den Wechseljahren eine Wirksamkeit wie synthetische Antidepressiva auf.

Trinken Sie zu Beginn der Therapie 2 Tassen Johanniskrauttee pro Tag. Sobald sich erste Erfolge einstellen und sich Ihre Stimmung stabilisiert hat, können Sie die Dosis auf 1 Tasse pro Tag reduzieren.

Johanniskraut und Salbei

Bewährt hat sich eine Kur mit Salbei und Johanniskraut. Trinken Sie dazu am Vormittag 1 Tasse Salbeitee und am späten Nachmittag 1 Tasse Johanniskrauttee.

Die Salbeiwirkstoffe beeinflussen das Wärmeregulationszentrum im Zwischenhirn und reduzieren dabei Hitzewallungen und Schweißausbrüche.

Lassen Sie sich von Ihren Beschwerden nicht überwältigen. Sie können selbst einiges dazu beitragen, um nicht in ein Depressionsloch zu fallen.

Leuchtende Farben wirken therapeutisch

● Die Farben Gelb und Orange wirken drüsenanregend und verlangsamen dadurch den hormonellen Umstellungsprozess während der Wechseljahre.

● Wählen Sie diese Farben für Ihre Kleidung, und umgeben Sie sich auch in Ihrem Zuhause mit diesen stimmungsaufhellenden Farbtönen – auch in Kombination mit Weiß.

● Bringen Sie diese Farben auch auf Ihren Teller – mit Möhren, Kürbis, Zitronen, Orangen, Safran oder Curry.

Wetterfühligkeit

Ursachen

Wetterfühlige Menschen haben Schwierigkeiten, sich an veränderte Luftdruck- und Klimaverhältnisse anzupassen. Grundsätzlich gilt, dass ein geschwächter oder chronisch kranker Körper längere Umstellungsphasen benötigt als ein gesunder. Deshalb sollten sich stark wetterfühlige Patienten zuerst auf organische Krankheiten hin untersuchen lassen.

Zu den meteorologischen Hauptauslösern gehören starke Temperaturschwankungen, plötzlich fallender Luftdruck, Gewitter und nahende Schneefälle. Trockene und warme Winde, die aus den umgebenden Luftströmungen eines Tiefdruckgebiets entstanden sind, verursachen ebenfalls Beschwerden. Ein typisches Beispiel hierfür ist der so genannte Föhn in den Alpen, unter dessen Auswirkungen in Süddeutschland sehr viele Menschen leiden.

Bis vor wenigen Jahren wurden Wetterfühlige noch häufig belächelt. Inzwischen haben Forschungen nachgewiesen, dass sich Klimaumschwünge unmittelbar auf den Organismus auswirken.

Symptome

Wetterfühlige reagieren unterschiedlich auf die gleichen Ursachen. In der Regel machen sich die Beschwerden körperlich durch starke Müdigkeit, Kreislaufstörungen, Herz- und Kopfschmerzen oder Nervosität bemerkbar. Narben oder Zähne fangen an zu schmerzen, und gewisse Organe, wie etwa der Magen, reagieren gereizt.

Psychisch können Wetterfühlige je nach Typ entweder plötzlich melancholisch oder ausgesprochen aggressiv werden. Dies ist auf einen veränderten Hormonspiegel zurückzuführen. Wissenschaftler haben bei Wetterfühligen Abweichungen im Hormonhaushalt festgestellt und die Patienten in drei unterschiedliche Kategorien eingeteilt (siehe Kasten Seite 123).

Formen und Typen von Wetterfühligkeit

Mittlerweile hat sich bei wetterfühligen Patienten die Unterscheidung zwischen drei Typen durchgesetzt. Sie müssen ihren hormonellen Symptomen entsprechend behandelt werden. Johanniskraut hilft hier nur in manchen Fällen.

● **Typ I – der Müde**
Der Wetterfühlige vom Typ I leidet bei einem Wetterumschwung unter einer akut nachlassenden Produktion der beiden Hormone Noradrenalin und Serotonin. Diese Hormone wirken als Botenstoffe zwischen den Nervenenden und helfen dem Körper mit Stressreizen fertig zu werden. Außerdem sind sie für das körperliche und geistige Leistungsvermögen verantwortlich.
Sinkt dieser Hormonspiegel, so kommt es zu Symptomen wie Müdigkeit, Apathie, depressiven Verstimmungen und Konzentrationsschwäche. Wie Untersuchungen ergeben haben, kann der Wetterfühlige vom Typ I mit einer Johanniskrauttherapie eine beachtliche Besserung seines Zustands erreichen, zumal das Heilkraut den gesenkten Serotoninspiegel zu erhöhen und stabilisieren vermag.

● **Typ II – der Aufgedrehte**
Beim Wetterfühligen vom Typ II ist das Gegenteil der Fall. Hier produziert der Körper plötzlich zu viel Serotonin. Auch wenn dieser Stoff im Allgemeinen als Glückshormon bezeichnet wird, führt ein Überschuss zu einem abnormen Anstieg aktiver Potenziale: Der Patient wird nervös, gereizt, unruhig und hektisch und kann nur noch schlecht schlafen. Personen vom Typ II sollten Johanniskraut nicht verwenden, um die Serotoninproduktion nicht noch weiter anzukurbeln.

● **Typ III – der Schilddrüsenkranke**
Der Wetterfühlige vom Typ III leidet häufig an einer Überfunktion der Schilddrüse, deren Ursache ärztlich abgeklärt werden muss. Die Therapiemöglichkeiten mit Johanniskraut sind in diesem Fall eher gering.

Weit verbreitet

Rund 30 Prozent der Menschen in Industriegesellschaften sind ernsthaft wetterkrank. Weitere 30 Prozent spüren zumindest Wettereinflüsse, auch wenn sie sich dabei nicht unbedingt beeinträchtigt fühlen.

Grundsätzlich reagieren Frauen auf Wettereinflüsse schneller und empfindlicher als Männer. Ihr komplizierterer Hormonhaushalt beeinflusst das Nervensystem und das Seelenleben stärker, als dies bei Männern der Fall ist. Außerdem liegt bei Frauen die Reizschwelle des Nervensystems niedriger. Wetterfühligkeit ist nicht zuletzt auch eine Frage des Alters und der Konstitution: Bei älteren Menschen steigt die Wahrscheinlichkeit, dass sie empfindlich reagieren, bei chronisch Kranken können sich die körperlichen Beschwerden verstärken.

Besonders empfindlich reagieren Frauen während der Wechseljahre auf Wetterreize. Danach sinkt die Empfindlichkeit allerdings wieder ab.

Johanniskraut bei Wetterfühligkeit

Die heilenden Substanzen im Johanniskraut helfen vor allem wetterfühligen Patienten vom Typ I. Sie müssen nämlich mit so genannten MAO(Monoaminoxidase)-Hemmern behandelt werden. Das sind Medikamente, die bestimmte Substanzen, die so genannten MAO-Stoffe, an ihrer Funktion hindern. MAO-Stoffe beeinträchtigen nämlich genau jene Hormone bei ihrer Arbeit, die unsere Stimmung stabilisieren und damit den Körper anpassungsfähig gegenüber Wetterumschwüngen machen.

Das Johanniskraut enthält mit Querzitrin und Querzetin die wirksamsten MAO-Hemmer, die man in der Natur vorfinden kann. Eine Johanniskrauttherapie sorgt also langfristig dafür, dass man Wetterumschwünge körperlich besser verkraften kann und die Psyche selbst bei starken Schwankungen stabil bleibt.

Anwendungsformen

▶ Beginnen Sie die Therapie mit einer Johanniskraut-teekur. Trinken Sie dabei 2 bis 3 Tassen pro Tag, möglichst zu den Hauptmahlzeiten.

▶ Fangen Sie frühzeitig mit der Kur an, nicht erst wenn der Wetterumschwung schon da ist. Hyperikum ist kein Erste-Hilfe-Mittel für Wetterfühlige, sondern ein Medikament, das eine längerfristige geistige und körperliche Stabilität bei Wetterwechseln schafft.

▶ Die Kur sollte mindestens 2 Monate lang dauern. Falls Sie nach dem Absetzen der Teekur wieder stärkere Beschwerden verspüren, sollten Sie täglich wieder 1 Tasse Johanniskrauttee trinken.

▶ Es kommt zu keinerlei schädlichen Nebenwirkungen, wenn Sie Ihren morgendlichen Kaffee für einen längeren Zeitraum – oder, falls es nötig sein sollte, für immer – durch 1 Tasse Johanniskrauttee ersetzen.

Ein angeschlagenes Nervensystem steigert die Empfindlichkeit für Wetterreize. Regelmäßiges Entspannungstraining kann das Nervenkostüm kräftigen und die Wetterbeschwerden mildern.

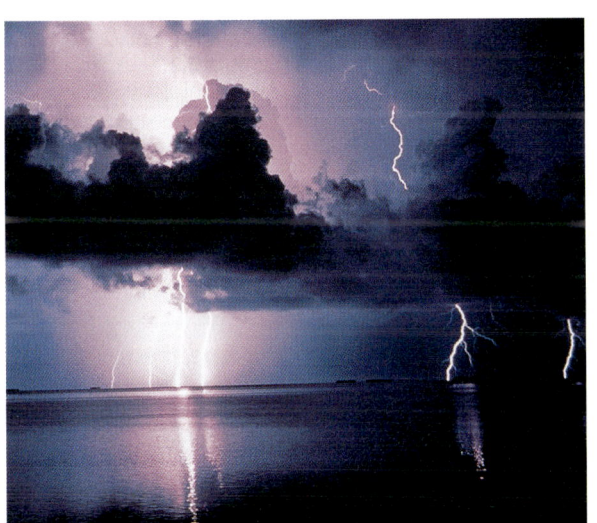

Wer morgens noch im Dunklen ins Büro geht, am Abend nach dem Einbrechen der Dunkelheit die Arbeit beendet und somit den ganzen Tag ohne Sonnenlicht auskommen muss, wird im Frühjahr und Herbst besonders von Wetterumschwüngen geplagt.

Impressum

© 1998 Südwest Verlag GmbH in der Verlagshaus Goethestraße GmbH & Co. KG, München

Alle Rechte vorbehalten. Nachdruck – auch auszugsweise – nur mit Genehmigung des Verlags.

Redaktion: Dr. Annette Rehrl

Projektleitung: Dr. Alex Klubertanz

Redaktionsleitung und medizinische Fachberatung: Dr. med. Christiane Lentz

Bildredaktion: Gabriele Feld

Produktion: Manfred Metzger

Umschlag: Manuela Hutschenreiter, München

Layout: Wolfgang Lehner

DTP: Matthias Liesendahl

Printed in Italy

Gedruckt auf chlor- und säurearmem Papier

ISBN 3-517-08043-8

Über den Autor

Dr. Jörg Zittlau studierte Philosophie, Biologie und Sportmedizin. Er arbeitet als Autor und Redakteur für alternative Heilmethoden, Psychologie und gesunde Ernährung.

Literatur

Haensel, R.: Spektrum Johanniskraut. Aesopus Verlag. Basel/CH 1996

Kluge, H.: Heilkräuter aus der Apotheke. Südwest Verlag. 3. Auflage, München 1996

Möhring, M.: Das große Buch der Heiltees. Südwest Verlag. 2. Auflage, München 1998

Oberbeil, K./Lentz, Dr. Chr.: Obst und Gemüse als Medizin. Südwest Verlag. 4. Auflage, München 1997

Zittlau, J./Kriegisch, N./Heinke, D.-P.: Hausmittel – die bewährte Hausapotheke gegen alle Krankheiten. Südwest Verlag. 5. Auflage, München 1997

Leser- und Bestellservice

Galerie fit & gesund – Der Gesundheitsladen. Mittelweg 19, 20148 Hamburg, Tel. und Fax (040) 410 65 19

Hinweis

Das vorliegende Buch ist sorgfältig erarbeitet worden. Dennoch erfolgen alle Angaben ohne Gewähr. Weder Autor noch Verlag können für eventuelle Nachteile oder Schäden, die aus den im Buch gemachten praktischen Hinweisen resultieren, eine Haftung übernehmen.

Bildnachweis

Bavaria, Gauting: 7 (Fiore); Image Bank, München: 117 (Schmid/Langsfeld); IFA-Bilderteam, München: 13 (R. Maier); Kerth Ulrich, München: 109; Botanik-Bildarchiv Laux, Biberach a. d. Riß: 44, 88; Mauritius, Mittenwald: 82 (Reinhard); New Eyes, Hamburg: 37 (Retne/Ken Bank); Südwest Verlag, München: 1, 31, 38, 54 (K. Newedel); 10, 66 (C. Kargl); 21, 71, 76 (M. Nagy); 26 (C. Rehm); 95 (K. Vey/Jump); 103 (H. Seidenabel); 4, 50; Tony Stone, München: 16 (R. Schultheiss); 62 (J. Reisch); 125 (R. Kaylin); Wildlife, Hamburg: Titel